DR. ANNE JULIANE KÖRNER

Schmerzen lindern mit der Kraft der Gefühle

DR. ANNE JULIANE KÖRNER

Schmerzen lindern mit der Kraft der Gefühle

Strategien zur Selbsthilfe bei chronischen Beschwerden

BELTZ

MIX
Papier | Fördert gute Waldnutzung
FSC® C089473
FSC www.fsc.org

Dieses Buch ist erhältlich als:
ISBN 978-3-407-86901-2 Print
ISBN 978-3-407-86902-9 E-Book (EPUB)

1. Auflage 2025

Werderstraße 10, 69469 Weinheim
service@beltz.de

Lektorat: Margret Trebbe-Plath
Illustrationen: Marie Wirbals
Audios: Tonformer Tonstudios, Studio Dresden
Sprecher Dr. Benjamin Schönbach, Dr. Anne Juliane Körner
Umschlaggestaltung: anjagrimmgestaltung.de
Bildnachweis: © fusiangkara/Shutterstock.com (Bildnummer: 2436048571)

Layout und Herstellung: Sarah Veith
Satz: Publikations Atelier, Weiterstadt
Druck und Bindung: Beltz Grafische Betriebe, Bad Langensalza
Beltz Grafische Betriebe ist ein Unternehmen mit finanziellem Klimabeitrag (ID 15985-2104-1001).
Printed in Germany

Weitere Informationen zu unseren Autor:innen und Titeln finden Sie unter: www.beltz.de

Inhalt

Versuche es mal mit … Gefühl

Schmerz ist ein natürlicher Prozess und als wichtiges Signal des Körpers zeigt er uns, dass wir reagieren müssen – zum Beispiel, wenn wir etwas sehr Scharfkantiges anfassen. Schmerz ist der Warnruf, der uns vor Schäden schützen will. Er erinnert uns daran, dass bestimmte Dinge einfach ungünstig für uns sind und es beispielsweise allerhöchste Zeit ist, die Hand wieder wegzuziehen. Für sich genommen ist Schmerz durchaus sinnvoll.

Ein Problem entsteht allerdings, wenn der schmerzhafte Alarm ständig schrillt. Das ist mehr als unangenehm und sehr belastend. Insbesondere dann, wenn nicht so richtig klar ist, warum der Schmerz keine Ruhe gibt.

Vor allem Menschen mit chronischen Schmerzen sind davon betroffen. Chronisch bedeutet, dass es im Körper Schmerzen gibt, die schon länger als drei Monate den Alltag bestimmen.[1] Sie können an jeder Stelle des Körpers auftreten: im Kopf, in den Schultern und den Armen, im Rücken-, Bauch- und Beckenbereich, in den Beinen oder den Gelenken. Die Schmerzen sind ständig da oder kommen immer wieder. Manche Betroffene können die Beschwerden auf den Verschleiß von Knochen, Bandscheiben und Gelenken, Ablagerungen oder angegriffene Nerven zurückführen. Andere tappen vollkommen im Dunkeln und wissen nicht, woher der Schmerz kommt.

Tatsächlich sind ständige Schmerzen keine Seltenheit, im Gegenteil: Ungefähr 9,3 Millionen Menschen in Deutschland (≥ 18. Lebensjahr), also 15 Prozent der erwachsenen Bevölkerung, leiden darunter (Stand 2024).[2] Und auch junge Menschen sind in Not: In einer wissenschaftlichen Untersuchung gaben 11 Prozent der 10- bis 18-Jährigen an, täglich Schmerzen zu haben.[3]

Viele Betroffene machen dabei die Erfahrung, dass Schmerzmedikamente nicht den erwünschten Erfolg bringen. Sie unterziehen sich einer ganzen Reihe ärztlicher Untersuchungen, häufig mit dem Ergebnis, dass die Ursachen und Zusammenhänge weiter unklar bleiben. Schlimmer noch: Es entsteht der Eindruck, dass die Therapien nichts bringen – ganz gleich, ob Operation oder Medikamente. Dieser Zustand kann sehr frustrierend sein.

Spätestens an diesem Punkt lohnt es sich, in eine andere Richtung zu gehen. Und selbst wenn die Schmerzen noch in den Anfängen stecken, kann es wichtig sein, vorzubeugen und Ansätze jenseits der Schmerztablette auszuprobieren.

Schmerztherapie neu denken

Die Wissenschaft zeigt uns, dass chronische Schmerzen ein ganzheitliches Phänomen sind, das heißt, sie betreffen uns als ganzen Menschen. Nicht der Rücken oder der Kopf allein sind das Problem, sondern zumeist verbirgt sich mehr dahinter. Schmerzen verfestigen sich vor allem dann, wenn in unserem Körper, aber auch in unserem Verhalten, Denken und in unseren Gefühlen etwas aus der Balance geraten ist. Sie betreffen also unsere Biologie, aber eben auch unsere soziale Situation und unsere Psyche,[4] wie folgende Beispiele zeigen:

Rein biologisch gedacht, können Fehlhaltungen bei Schmerzen eine Rolle spielen, seien es die Abnutzungen von Knochen und Gelenken, Entzündungen, ein unausgeglichener Hormonhaushalt, überreizte Nerven, übermäßig angespannte oder zu schwache Muskeln. Selbst Vererbung kann hierbei wesentlich sein. Nicht selten gibt es zum Beispiel bei Migräne eine überzufällige familiäre Häufung.

Auch soziale Faktoren sind von Bedeutung, beispielsweise eine überlastende Situation im Job. Vielleicht ist der Arbeitsplatz ungünstig gestaltet, es ist zum Beispiel ständig laut oder es gibt nicht genügend Pausenzeiten. Manchmal läuft es auch nicht gut im Team.

Unterschwelliger beruflicher Stress, der ständig auf uns einprasselt, wirkt sich nachweislich aus, wie wir Schmerzen wahrnehmen. Dasselbe gilt für unser Privatleben: Wenn wir uns zum Beispiel neben der Arbeit für die Familie und andere grenzenlos engagieren oder es viel Streit gibt, kann das einen großen Einfluss auf unsere Beschwerden haben.

Außerdem sind psychologische Faktoren wichtig, zum Beispiel die Frage, was uns im Alltag antreibt. Denn genau das bestimmt wesentlich, wie viel wir uns täglich abverlangen. Oft haben wir innere Regeln wie: »Da muss ich jetzt durch!«, die uns an unsere Grenzen bringen können. Aber auch das, was uns an Gedanken durch den Kopf geht oder an Gefühlen durch den Körper, kann daran beteiligt sein. Es bestimmt mit, in welchem Ausmaß wir unsere Schmerzen erleben. Insbesondere Angst, Traurigkeit und Ärger wirken dabei stark auf uns ein.

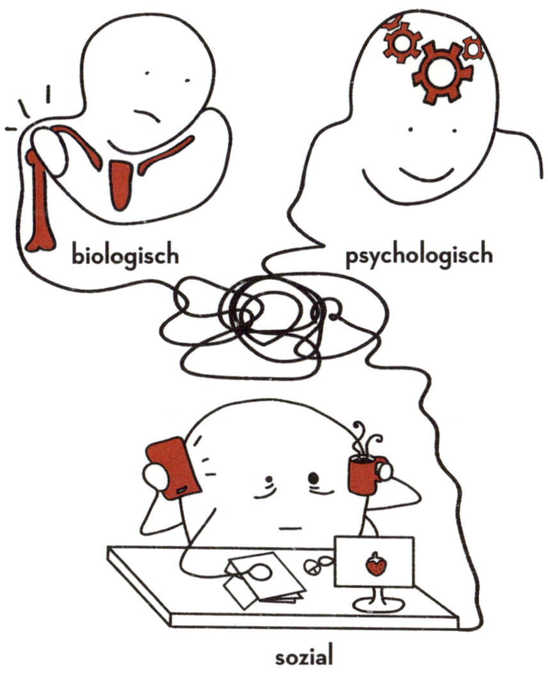

Schmerz ist eine ziemlich vielschichtige Angelegenheit. Er ist wie ein überdimensional großes, biopsychosoziales Knäuel: chaotisch, verworren und oft uneindeutig. In diesem Schmerzknäuel gibt es sehr viele Verbindungen zwischen den verschiedenen Bereichen unseres Körpers, unserer psychischen Situation und unserer zwischenmenschlichen Kontakte, die auf den ersten Blick gar nicht offensichtlich sind.

Häufig können wir ungünstige gesundheitliche Verstrickungen noch eine gewisse Zeit ausgleichen oder verdrängen. Allerdings funktioniert das nur bis zu einem gewissen Punkt. Irgendwann ist der Moment erreicht, an dem unser Körper streikt und uns in Aufruhr versetzt. »Aufruhr« heißt dann: Es tut weh, und zwar richtig.

Die gute Nachricht lautet: Schmerzen können wieder weniger werden. Wenn wir uns dem ständigen Ziehen und Zerren im Körper von *verschiedenen* Seiten nähern, können wir eine Veränderung bewirken. Dabei ist wichtig, in alle drei Richtungen des biopsychosozialen Ansatzes zu schauen. Der Kontakt zu den ärztlichen und physiotherapeutischen Fachleuten ist entscheidend, um den biologischen Spuren des Schmerzes zu folgen und die direkt greifbaren Symptome des Körpers zu behandeln. Gleichzeitig braucht es auch den Blick auf die psychologische und soziale Situation.

Schmerz ist dreidimensional

Oft bekommen die Themen Psyche und zwischenmenschlicher Stress in der Schmerzbewältigung allerdings nicht die nötige Aufmerksamkeit. Wir schauen dabei häufig nur in eine Richtung, zum Beispiel ganz biologisch gedacht auf sichtbare Befunde in der Bildgebung oder die Gabe von Medikamenten. Das ist fast so, als würden wir versuchen, den Schmerz wie einen Quader oder einen anderen geometrischen Körper lediglich mit Hilfe von einer Dimension, zum Beispiel der Länge, zu erfassen. Tatsächlich hat jedoch jeder

Körper auch noch eine Breite und eine Höhe. Es sind drei Dimensionen. Schauen wir bei einem Quader nur auf die Länge, sehen wir bloß eine Linie. Uns fehlt der Gesamteindruck.

Beim Schmerz ist es ganz ähnlich: Betrachten wir ihn eindimensional, fehlt uns entscheidendes Wissen und damit Kompetenz zu seiner Bewältigung. Um chronische Schmerzen nachhaltig lindern zu können, müssen wir den »Schmerzkörper« in allen Dimensionen erfassen. Es geht nur in 3D. Für weniger Schmerz im Leben ist es sinnvoll, alle Aspekte zu begreifen: die unserer Biologie *und* die unserer zwischenmenschlichen *und* psychologischen Erfahrungen.

Sich mehr mit der eigenen Psyche und dem Sozialleben zu beschäftigen, kann viele Chancen bereithalten, und es ist genau dieser Blick auf die häufig »ungesehenen Dimensionen«, der den Unterschied ausmacht. Es ist wichtig zu verstehen, was in unserem Inneren los ist. Es geht darum herauszufinden, wie wir einen gesunden Umgang mit den manchmal so undurchdringbaren mentalen Prozessen finden können. Lass uns in den kommenden Kapiteln einen besonderen Teil deiner Psyche in Augenschein nehmen: deine *Gefühle*.

Die Forschung bestätigt: Stress und starke Gefühle, zum Beispiel Angst, entscheiden wesentlich darüber, wie wir Schmerzen erleben.[5] Werden wir beispielsweise ungerecht behandelt, spüren wir einen Schmerz stärker und fühlen uns stärker beeinträchtigt. Ganz gleich, ob wir uns über jemanden von der Arbeit aufregen oder wegen einer Auseinandersetzung in der Familie aufgewühlt sind – je größer der Ärger, desto intensiver der Schmerz.[6]

Angst, Traurigkeit oder Wut spielen bei Schmerzen eine große Rolle. Es ist erstaunlich, was mit unserem Körper passiert, wenn wir fühlen. Vielen ist die Wirkung unserer Gefühle kaum bewusst. Unsere Gefühle sind ein unentdeckter Schatz in der Schmerztherapie. Sie sind eine Kostbarkeit, die darauf wartet, geborgen zu werden. Oft unterschätzt, eröffnet uns die Kraft der Gefühle eine komplett andere Perspektive auf unsere Gesundheit.

Dieses Buch unterstützt dich dabei, herauszufinden, was dein Gefühlsleben mit den Schmerzen in deinem Körper zu tun hat und wie du diesen Einfluss für dich nutzen kannst, um deine Beschwerden zu lindern. Alles, was du dafür brauchst, liegt bereits in dir und wartet darauf, von dir entdeckt zu werden.

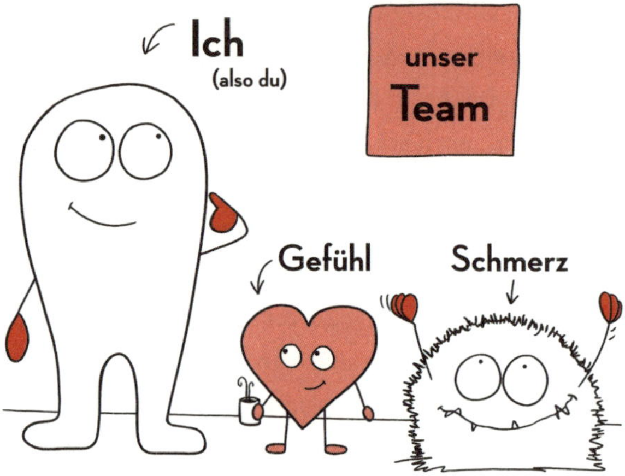

Das Buch ist gefüllt mit Erfahrungswissen aus der psychologischen Schmerztherapie und den neusten Erkenntnissen der Schmerzforschung. Als Schmerzpsychotherapeutin habe ich viele bemerkenswerte Begegnungen mit Menschen, die auf der Suche nach Lösungen für ihr Schmerzproblem sind.

Ein paar der Schilderungen kannst du als Beispielgeschichten in diesem Buch lesen. Die konkreten Angaben wie Name, Alter und andere Merkmale wurden zum Schutz der jeweiligen Personen verändert.

Du findest beim Weiterlesen außerdem viele kleine Experimente. Sie machen das theoretische Wissen praktisch greifbar.

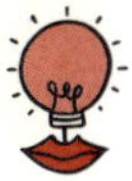

Unter diesem Icon findest du Formulierungsvorschläge und Anregungen, um mit einer anderen Person in den Austausch über deine Gefühle zu kommen.

Weiterhin gibt es unterstützende Übungen, die dir nach einigen Wiederholungen zukünftig als nützliche Strategien in der Schmerzbewältigung zur Seite stehen können.

Alle Übungen mit diesem Symbol findest du auch als Audioinstruktion über den bei der Übung abgebildeten QR-Code. Oder du gehst auf die Produktseite des Verlags, um die Audiodateien zu streamen (siehe Hinweise zum Onlinematerial Seite 208). Jede Übung gibt es einmal in der von mir gesprochenen Version und einmal in der von meinem Kollegen Benjamin Schönbach – entscheide selbst, welche Stimmlage du bevorzugst. So kannst du über das Zuhören bequem in die Übung eintauchen und dich durch sie begleiten lassen.

Das Schmerzpuzzle

Tasten wir uns zunächst an das Phänomen »Schmerz« heran. Gerade bei *akuten* Schmerzen wissen wir schnell, woher sie kommen: dass zum Beispiel der Hammer auf dem Daumen für die Wahrnehmungsexplosion im Finger sorgt. Der akute Schmerz meldet sich unmittelbar nach Verletzungen (z. B. Verstauchung oder Knochenbruch), Verbrennungen oder einer Entzündung durch Bakterien (z. B. der Harnblase). Es gibt bei akuten Schmerzen eine klar eingrenzbare Ursache und die Beschwerden werden schnell besser, sobald die Ursache behoben oder geheilt ist.

Im Gegensatz dazu fügen sich die Ursachen bei *chronischen* Schmerzen aus verschiedenen Einflussfaktoren zusammen.

Henne oder Ei: Das war zuerst da

Chronisch Schmerzen zu haben bedeutet, unter äußerst unangenehmen Beschwerden zu leiden, die ständig oder wiederholt auftreten und das Leben massiv beeinträchtigen. Die Fachwelt unterscheidet dabei zwischen primären und sekundären chronischen Schmerzen.[1] Schauen wir uns an, was damit genau gemeint ist.

Sekundäre chronische Schmerzen

Da die sekundären chronischen Schmerzen etwas leichter nachzuvollziehen sind, beginnen wir zuerst damit. In der Regel gibt es bei dieser Art von Schmerz eine andere Grunderkrankung. Ein Beispiel hierfür ist die rheumatoide Arthritis, eine Krankheit, bei der die Gelenke entzündet sind. Auch anhaltende Schmerzen, die in Folge einer Endometriose entstehen, gehören zu den sekundären chronischen Schmerzen. Bei dieser Erkrankung siedelt sich im Becken- und Bauchraum Gewebe an, das dem der Gebärmutterschleimhaut ähnelt. Die damit verbundenen Entzündungsherde können chronisch schmerzhaft sein. Auch Multiple Sklerose (MS), eine Erkrankung der Nerven, kann schwerwiegende Beschwerden hervorrufen. Unter anderem entstehen dabei neuropathische Schmerzen. Diese nervenbedingten Schmerzen können mit MS einhergehen, aber auch Folge anderer Ursachen sein, beispielweise aufgrund von schwerwiegenden Vergiftungen (wozu im Übrigen auch der langfristige übermäßige Alkoholkonsum zählt) oder einer Mangelernährung. Daneben gelten auch Schmerzen, die nach größeren Operationen, einer Krebserkrankung oder einem Schlaganfall zurückbleiben, als sekundär.[2]

Die benannten Krankheiten sind an dieser Stelle lediglich Beispiele. Tatsächlich gibt es sehr viel mehr Erkrankungen, die (sekundär) Schmerzen begünstigen. Länger andauernde Schmerzen können als Symptom oder Auswirkung einer anderen Grunderkrankung verstanden werden.

Primäre chronische Schmerzen

Bei primären chronischen Schmerzen haben wir es mit einer anderen Ausgangslage zu tun. Hier stellt der Schmerz eine eigene Krankheit dar. Die Betroffenen fühlen sich, genau wie bei sekundären Schmerzen, beeinträchtigt und genervt. Sie sind frustriert und wünschen sich, dass es endlich aufhört, weh zu tun. Das Problem dabei ist, dass es keine eindeutige »körperliche« Erkrankung als Auslöser gibt.

Körperlich steht hier bewusst in Anführungszeichen. In den Kategorien körperlich/physisch und seelisch/psychisch zu denken ist nachvollziehbarerweise noch sehr in unserem Denken verbreitet. Der Schmerz lässt sich jedoch nicht länger in das alte Ablagesystem einsortieren, das unsere Gesundheit in diese zwei Kategorien aufdröseln will. Mit dem althergebrachten Schwarz-Weiß-Denken kommen wir nicht weiter, denn es greift beides ineinander: Statt Schwarz und Weiß gibt es verschiedene Graustufen.

Behandelnde und Forschende stellen immer wieder fest, dass die Einschränkungen und das Gefühl, krank zu sein, selten mit den Befunden übereinstimmen, die sich nachweisen lassen.[3] Es gibt medizinische Bildaufnahmen, bei denen ärztlicherseits der Atem stockt, Betroffene selbst jedoch kaum Einschränkungen im Alltag erleben. Andersherum leiden Menschen Qualen, aber in den Laborwerten und Bildaufnahmen ist nichts zu sehen. Blicken wir auf diesen Unterschied zwischen Befund und Befinden wird deutlich: Da muss mehr dahinterstecken.

Doch schauen wir zunächst genauer, wo und wie sich primäre chronische Schmerzen im Körper bemerkbar machen. Zum einen können sie sich in Form von ständigen Bauchschmerzen zeigen: Häufig läuft dieser Schmerz in der Therapie unter der Überschrift Reizdarm- oder Reizmagensyndrom. Die Medizinwelt benennt das Krankheitsbild gerne mit dem Begriff »viszeral«. Aber auch Schmerzen in den unterschiedlichsten Körperregionen, immer wechselnd, sind Teil dieser Kategorie. Die Medizin benutzt hierbei Diagnosen wie Chronic Widespread Pain oder Fibromyalgie. Auch ständige Schmerzen in den Muskeln, Gelenken, Knochen oder Sehnen können hier einsortiert werden (»muskuloskelettal«). Insbesondere Rücken, Nacken, Arme, Beine oder Brustkorb sind davon betroffen. Genauso gelten viele Formen der wiederkehrenden Kopfschmerzen, wie zum Beispiel Migräne, als primäre Schmerzen.[4]

Schließlich ist das Komplexe Regionale Schmerzsyndrom (CRPS) ebenfalls als primär chronisch einzuordnen. Das früher als Morbus Sudeck bezeichnete Schmerzsyndrom betrifft überwiegend die Hände/Arme oder Füße/Beine. Oft verändern sich Farbe und Temperatur und der Bereich schwillt an. Auf dem Röntgenbild ist eigentlich »alles gut«, und trotzdem können Betroffene das Körperteil kaum belasten. Eine Verletzung, ein Knochenbruch, kann, muss aber nicht, vorausgegangenen sein. Manchmal gab es im Vorfeld auch lediglich eine Bagatelle (z. B. einen Schneeballtreffer) oder überhaupt kein greifbares Ereignis.[5] Schonung, Ängstlichkeit, entzündliche Prozesse und die zentrale Wahrnehmung scheinen bei CRPS viel entscheidender zu sein.

Die Frage, woher der Schmerz kommt, beschäftigt viele Menschen mit ständigen Schmerzen, die sich in Behandlung befinden: »Welche Ursache haben meine Schmerzen?« und »Warum trifft es gerade mich?«, schwirrt vielen durch den Kopf. Insbesondere bei primären chronischen Schmerzen lassen sich diese Fragen rückblickend nicht mehr genau beantworten. Vielmehr gibt es oft nicht die *eine* Erklärung oder die eine Ursache, es sind immer *mehrere* Faktoren beteiligt.

Nicht selten werden Betroffene mit ihren doch eher unbestimmten primären chronischen Schmerzen in die »Psychoecke abgeschoben«, wie sie es oft selbst beschreiben. Dadurch fühlen sie sich nicht nur sehr schlecht, sondern geraten zudem in Erklärungsnöte. Viele beschreiben, dass andere sie behandeln, als würden sie ihnen »etwas vormachen«. Manche Betroffene stellen sich nach jahrelanger erfolgloser Ursachensuche selbst in Frage und zweifeln, ob sie tatsächlich Schmerzen haben oder ob sie sich alles nur einbilden. Ihnen sei an dieser Stelle gesagt: Die Schmerzen sind da! Schmerzen können wir uns gar nicht einbilden, Schmerz ist Schmerz. Dass der primäre chronische Schmerz so wenig greifbar ist, rückt doch vielmehr die Frage in den Vordergrund, wie viel sich bei unserem Schmerzerleben im Nicht-Sichtbaren abspielt.

Verursachen unsere Gefühle chronische Schmerzen?

Bis 2009 unterteilte die Medizinwelt chronische Schmerzen noch in zwei Oberkategorien: psychosomatisch/somatoform und körperlich. Schmerzen, die in dieser Vorstellung allein durch mentale

Krisen ausgelöst werden, waren demnach rein psychisch. »Psycho« stammt aus dem Altgriechischen und bedeutet Gemüt oder Seele. »Soma« steht im Griechischen für Körper. Schwierige Lebenserfahrungen oder unverarbeitete Gefühle werden nach dieser Ordnung in Form von Schmerzen im Körper sichtbar. Schmerzen, die demnach allein körperlichen Ursprungs waren, mussten mit einer messbaren biologischen Veränderung verknüpft sein. Es brauchte eine Bildaufnahme, einen Laborbefund oder einen anderen sachlichen Nachweis, der vom »Normalen« abwich und den Schmerz damit bestätigte. Entsprechend dieser Zweiteilung wurden dann auch die Diagnosen gestellt.

Erst mit dem im Januar 2022 in Kraft getretenen neuen Diagnosesystem, der 11. Version der internationalen statistischen Klassifikation der Krankheiten (ICD 11),[6] löst sich die Trennung in körperlich und psychisch bedingte Schmerzen glücklicherweise auf. Chronischer Schmerz wird als biopsychosoziale Diagnose erfasst. Ganz im Sinne unseres Schmerzknäuels auf Seite 9 wird Schmerz in der neuen Diagnoseordnung auf verschiedene Ursachen zurückgeführt. Von körperlichen Abweichungen, zum Beispiel einem eingeengten Rückenmarkskanal oder einem sichtbar geschädigten Gelenkknorpel, bis hin zu unserer emotionalen Verfassung kann alles eine Rolle spielen. Gefühle sind ein Aspekt der ständigen Schmerzen, sie tragen mit dazu bei, dass Schmerzen im Körper chronisch werden, allerdings sind sie *nicht allein* verantwortlich. Gefühle sind *ein Grund von vielen* – aber ein sehr wichtiger.

Tatsächlich funktioniert die neue Denkweise auch bei den früher als »psychosomatisch« bezeichneten Schmerzen. Denn dabei spielen Faktoren wie übermäßig angespannte Muskeln, verklebtes Bindegewebe, Hormone und Botenstoffe natürlich ebenso eine Rolle. Selbst wenn die körperlichen Veränderungen nicht in einer medizinischen Bildgebung oder in den Blutwerten zu sehen sind, sind sie dennoch wichtige biologische Prozesse! Das lässt sich gar nicht getrennt voneinander sehen – Körper und Gefühle sind miteinander verbunden.

Wie kommt der Schmerz von A nach B?

Unabhängig davon, welches Körperteil von den ständigen Schmerzen betroffen ist und welche Faktoren im Einzelnen dazu führen, dass der Schmerz da ist, funktionieren die grundlegenden Prozesse bei uns Menschen alle auf eine ähnliche Art und Weise. Ein wesentlicher biologischer Ablauf ist dabei die Schmerzweiterleitung.

Sowohl bei primären als auch bei sekundären chronischen Schmerzen gibt es irgendwo in unserem Körper den ersten Dominostein, der die Schmerzwelle in Bewegung bringt. Das können massiv angespannte Muskeln, eine ungünstige Haltung, eine verstärkte Reibung, ein gereizter Nerv oder eine Verletzung sein. Nicht selten gibt es auch Entzündungen oder Hormondrüsen, die eine Rolle spielen.

Die ungünstigen Reize können von einer Art Fühler am allerletzten Ende unserer Nerven, den Nozizeptoren, erkannt werden. Diese verpacken ihre Wahrnehmung in kleine Elektroimpulse, und die winzigen Strompakete werden anschließend über unsere Nervenbahnen und unser Rückenmark in Richtung Gehirn verschickt. Erst dort findet das tatsächliche Schmerz*erleben* statt.

Das Schmerzgefühl entsteht demnach nicht im Fuß oder in der Schulter. Dort befindet sich »nur« das erste Signal, das uns sagt: »Hier stimmt etwas nicht.« So richtig entschlüsselt wird alles dann erst viel weiter oben im Gehirn. Unsere Leitzentrale ordnet ein, was das Ganze soll und wie bedrohlich die Reize zu bewerten sind. Erst das Gehirn sagt uns also, wie wir das Elektropaket von unten einzuschätzen haben.

Was im Gehirn passiert

Im Gegensatz zu der weitverbreiteten Vorstellung einer Art zentralen Sammelstelle gibt es in unserem Gehirn nicht das eine Schmerzzentrum. Nein, vielmehr entsteht der Schmerz durch ein Zusammenspiel verschiedener Bereiche. Wie bei einem Puzzle ergeben viele kleine Teile ein Gesamtbild. Es sind mehrere Gehirnareale beteiligt, die eng und netzwerkartig zusammenarbeiten. Sie tragen jeweils zu unterschiedlichen Aspekten der Schmerzempfindung bei. Schauen wir uns ein paar dieser Regionen einmal etwas genauer an.

Nehmen wir zunächst die Strukturen des sogenannten »Thalamus«, die sich rechts- und linksseitig im Zentrum unseres Gehirns befinden. Der Thalamus selbst ist bestens vernetzt mit dem Rest unseres Gehirns. Hier wird das Schmerzsignal erstmalig bewusst wahrgenommen. Der Thalamus schlägt daraufhin zunächst unbestimmt Alarm und leitet die schmerzhaften Signale an die anderen Bereiche unserer Leitzentrale weiter. Studien deuten darauf hin, dass der Thalamus bei schmerzhaften Erfahrungen viele verschiedene Informationen verarbeitet: zum Beispiel die Temperatur, den Druck oder alarmierende Reize, die aus unseren Organen im Bauchraum kommen.[7]

Bevor die Signale den Thalamus erreichen, gehen sie durch das periaqueduktale Grau (PAG), einen Bereich, der in direkter Verlängerung zum Rückenmark liegt. Das PAG bildet den Ausgangspunkt für wichtige schmerzhemmende Prozesse im Körper. Bei Bedarf werden dort sofort körpereigene Schmerzmittel ausgeschüttet.[8] Daneben antwortet bereits das Rückenmark, indem es bei bedrohlichen Situationen reflexartig schützende Bewegungen in Gang setzt:[9] Wir ziehen zum Beispiel bei starker Hitze automatisch die Hand weg – und das noch bevor uns der Schmerz tatsächlich bewusst wird. Gleichzeitig gibt es Bereiche (z. B. den somatosensorischen Cortex),[10] die versuchen, den Ursprungsort der auffälligen Schmerzsignale herauszufinden. Von welcher Stelle im Körper kommt das alles? Außerdem wird hier die Intensität der schmerzhaften Impulse bestimmt. Wieder andere Regionen klopfen verstärkt ab, wie sich das ankommende Signal anfühlt (z. B. der anteriore cinguläre Cortex, ACC).[11] An dieser Stelle wird bestimmt, als wie unangenehm wir bestimmte Wahrnehmungen empfinden. Außerdem werden Bereiche aktiv, die die eintreffenden Hinweise gefühlsmäßig verarbeiten. Dazu zählt die Amygdala,[12] der sogenannte »Mandelkern«. Je nachdem, als wie gefährlich die Amygdala die erfassten Impulse »beurteilt«, wird sie entweder angstvoll aktiviert oder bleibt entspannt. Die Amygdala greift dabei auf frühere Erfahrungen zurück, ganz im Sinne von »Oh nein, das letzte Mal war der Bienenstich sehr schmerzhaft, wird es diesmal wieder so schlimm?«

Schließlich kommen bei der Schmerzbewältigung Gehirnstrukturen zum Einsatz, die uns im Alltag helfen, Dinge als gut oder schlecht zu bewerten. Das passiert zum Beispiel im vorderen Teil unserer Leitzentrale, nahe der Stirn, dem sogenannten »Frontallappen« (Präfrontalcortex).[13] Dieser faltige Teil des Gehirns hat viele Aufgaben, zum Beispiel lenkt er unsere Aufmerksamkeit auf das, was in schmerzvollen Momenten relevant sein könnte. Außerdem beherbergt er unter anderem unsere Vernunft und hilft, die Lage nüchtern zu analysieren – basierend auf den Fakten. Der Präfrontalcortex »sagt« uns zum Beispiel etwas wie: »Wenn ich jetzt auf den Bienenstich schnell eine Zwiebel lege, wird mir die desinfizierende und kühlende Wirkung bestimmt helfen.« Forschende vermuten, dass durch diesen mäßigenden Einfluss unser Schmerzerleben abgeschwächt werden kann.[14]

Je nachdem, wie unser Gehirn und seine unterschiedlichen Zuständigkeiten die Situation einschätzen oder welche Gefühle dabei entstehen, sind die verschiedenen Bereiche mehr oder weniger in Aktion. Das zeigt sich in bildgebenden Verfahren zum Beispiel in Form von sichtbar mehr (Stoffwechsel-)Aktivität und Durchblutung in den jeweiligen Gehirnarealen. Diese haben dann einen höheren Sauerstoffbedarf. Kurzum: Je stärker die Bereiche auf die Signale aus allen Winkeln unseres Körpers reagieren, desto deutlicher bestimmen sie, wie wir am Ende einen Schmerz empfinden.

Das Schmerzerleben ergibt sich aus der Summe vieler Eindrücke. In Abhängigkeit davon, wie drastisch die jeweiligen Abteilun-

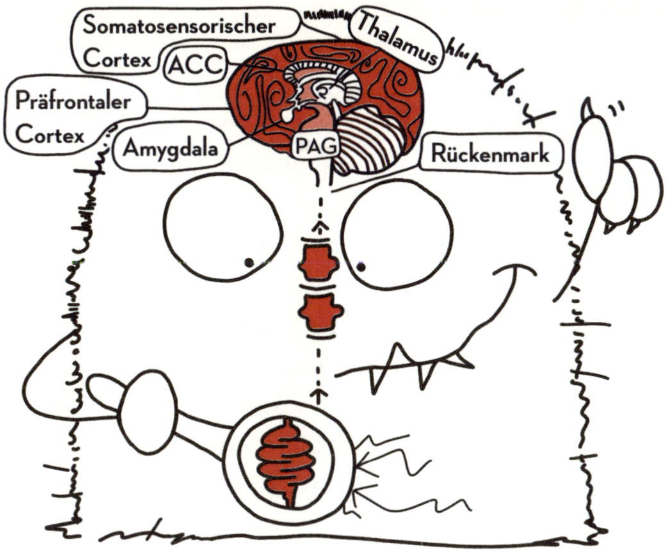

gen aufgewirbelt werden, kann sich der Schmerz verschieden intensiv anfühlen. Entscheidend ist, wie das Signalpuzzle unseres Gehirns insgesamt auf uns wirkt.

Vor diesem Hintergrund ist es verständlich, dass wir für die Behandlung von Schmerzen auch eine Form brauchen, die versteht, dass Schmerzen im Körper eine vielschichtige Angelegenheit sind. Wir benötigen einen Ansatz, der berücksichtigt, dass sehr viele Gehirnregionen und Prozesse im Körper bei unserem Schmerzerleben eine Rolle spielen und gleichzeitig viele Faktoren außerhalb der biologischen Abläufe unseres Körpers entscheidend sind. Es braucht eine Therapie, die an vielen Stellen ansetzt. Doch wie könnte sie aussehen?

Gemeinsam sind wir stark

Prinzipiell ist es wichtig, sich breit aufzustellen und nicht nur einen Aspekt anzugehen, sondern mehrere. So vielschichtig chronische Schmerzen sind, so vielgestaltig sollte auch die Behandlung sein. Moderne Ansätze der Schmerztherapie gehen davon aus, dass es bei ständigem Schmerz auf allen drei Ebenen – biologisch, zwischenmenschlich und psychologisch – etwas liebevollen Anschub braucht. Der Goldstandard ist dabei, dass interdisziplinär gearbeitet wird.[15] Insbesondere dann, wenn wir die Erfahrung gemacht haben, dass ein Therapieansatz allein – zum Beispiel *nur* Physiotherapie oder *nur* Medikamente – keine wirkliche Besserung bringt, sollten wir mehrere Behandlungsansätze miteinbeziehen.

Wie funktioniert »interdisziplinär«?

»Inter-disziplinär« heißt, dass verschiedene fachliche Disziplinen oder Bereiche gemeinsam therapieren. Die unterschiedlichen Fachmenschen sind dabei die ganze Zeit über sehr eng im Austausch – untereinander und mit den Betroffenen. Sie kommen aus dem ärztlichen, psychologischen, physio-, kunst- und musiktherapeutischen Bereich oder aus der Pflege und bilden alle gemeinsam ein Team. Sie schauen von verschiedenen Seiten, wo und wie sie dich unterstützen können. Die enge interdisziplinäre Zusammenarbeit ist im ambulanten Rahmen, im Krankenhaus oder in Tageskliniken möglich, wobei die Betroffenen bei Letzterem tagsüber zur Therapie in die Klinik kommen und nachts zu Hause schlafen.

Eine interdisziplinäre Therapie-Crew, wie sie in vielen Schmerztherapiezentren zu finden ist, verfolgt in der Behandlung gemeinsame Ziele. Diese werden für jede Person in regelmäßigen Besprechungen maßgeschneidert festgelegt. Dabei gehen alle Disziplinen von einer gemeinsamen Idee aus, wie die Schmerzen entstanden sein könnten und wie sie zu behandeln sind. Es wird geschaut, was hinter den Schmerzen steckt und wie die Hilfesuchenden in ihrer Selbsthilfe bestärkt werden können. Bestenfalls vertreten alle eine ähnliche biopsychosoziale Haltung, haben also vergleichbare Vorstellungen über die Ursachen und Behandlungsansätze von Schmerzen.

Was wie eine schöne Traumvorstellung klingt, existiert bereits. Der modere Teil der Schmerzmedizin hat verstanden, dass es bei ständigen Schmerzen nicht reicht, nur Medikamente zu schlucken oder vorschnell zu operieren. Kurzzeitig mag das helfen, langfristig wird der Schmerz auf diesem Weg mit großer Wahrscheinlichkeit zurückkommen. Es bedarf der Veränderungen im gesamten System, und das kann nur funktionieren, wenn wir das Schmerzknäuel als Ganzes sehen und behandeln.

Jede Disziplin schaut anders auf chronische Beschwerden. Die verschiedenen Blickwinkel können dabei hilfreich sein, sich genauer mit Schmerzen auseinanderzusetzen. Lass uns deshalb kurz zusammenfassen, was therapeutisch alles möglich ist. Auch wenn nicht alle Fachbereiche in jeder interdisziplinären Schmerztherapie gleichermaßen fest verankert sind, tauchen folgende Behandlungsrichtungen dennoch regelhaft auf.[16]

Physiotherapie

Die Physiotherapie bestärkt Betroffene darin, ihre Muskeln zu kräftigen und das Herz-Lungen-System durch Ausdauersport zu trainieren. Es geht darum, die Anspannung in den Muskeln und Sehnen zu verringern. Stabilisierungsübungen helfen dabei, die kleinen Stützmuskeln zu erreichen, was sich wohltuend auf den gesamten Körper auswirken kann. Ziel ist es, selbst aktiv zu werden. Die Physiotherapie unterstützt Betroffene dabei, selbstständig etwas bewirken zu können. Vieles dreht sich darum, in einem gesunden Ausmaß in Bewegung zu kommen. Das Physioteam begleitet uns auf unserem Weg, ein sinnvolles Sportprogramm zu entwickeln. Es soll am Ende so gestrickt sein, dass wir zu Hause regelmäßig üben können.

Ärztliche Behandlung

Die ärztliche Einordnung der Schmerzen kann bereits wie Balsam auf einer Wunde wirken, denn allein schon die medizinischen Zusammenhänge zu kennen, erleben wir als entlastend. Die Möglichkeit der ärztlichen Krankschreibung kann zudem Raum für Erholung und Veränderung schaffen. Mit dem passenden Medikament und der richtigen Einnahme wird kurzfristig oder auf lange Sicht vorsorglich für Linderung gesorgt. Das ärztliche Team steht oft auch beratend zur Seite, wenn es darum geht, den Arbeitsplatz oder die Arbeitszeiten anders zu gestalten.

Psychotherapie

Hinderliche Gedanken, Verhaltensweisen und damit einhergehende herausfordernde Gefühle zu erkennen und zu bewältigen, ist Aufgabe der psychologischen Therapien. Zu verstehen, wie Gefühle auf Schmerzen einwirken, kann entscheidend dabei helfen, im Alltag Herausforderungen anders zu managen und Schmerzen langfristig zu lindern. Ziel ist es, wieder mehr in entspannende Momente hineinzufinden und den stressigen Ballast abzuwerfen. Auch das kann sich sehr erleichternd anfühlen. Gleichzeitig unterstützt die Psychologie bei der Bewältigung mentaler Folgen aufgrund der ständigen Schmerzen wie beispielsweise Gereiztheit, Niedergeschlagenheit und Ängsten.

Pflege

Die Pflegekräfte sind im therapeutischen Prozess oft die erste Anlaufstelle für Betroffene und erfassen bei Anliegen die aktuelle Schmerzsituation. Überblicksartig sichten sie die Lage und leiten ihre Einschätzung an die entsprechende Stelle im Team weiter, damit dort tiefer geschaut und behandelt werden kann. Dabei unterstützt die Pflege bei der Anwendung der Schmerztherapien. Durch die Pflegekräfte erleben Betroffene in alltäglichen Belangen Aufklärung und Fürsorge. Nicht selten organisiert die Pflege außerdem die tagtäglichen Abläufe im Team und steht den Betroffenen bei kleinen und großen Herausforderungen zur Seite.

Kunsttherapie

Auch die Kunst-/Maltherapie ist ein Weg, sich mit dem eigenen (Er-)Leben auseinanderzusetzen. Durch das Malen und Gestalten werden Erfahrungen verarbeitet oder deren Bewältigung angeschoben. Betroffene können sich hier, ganz ohne Worte, ein Bild von ihren inneren Prozessen machen. Das kann frei und intuitiv passieren oder mit einem Thema als Überschrift. Dafür braucht es keine besonderen Fähigkeiten im Malen. Was zählt ist, wie es sich anfühlt.

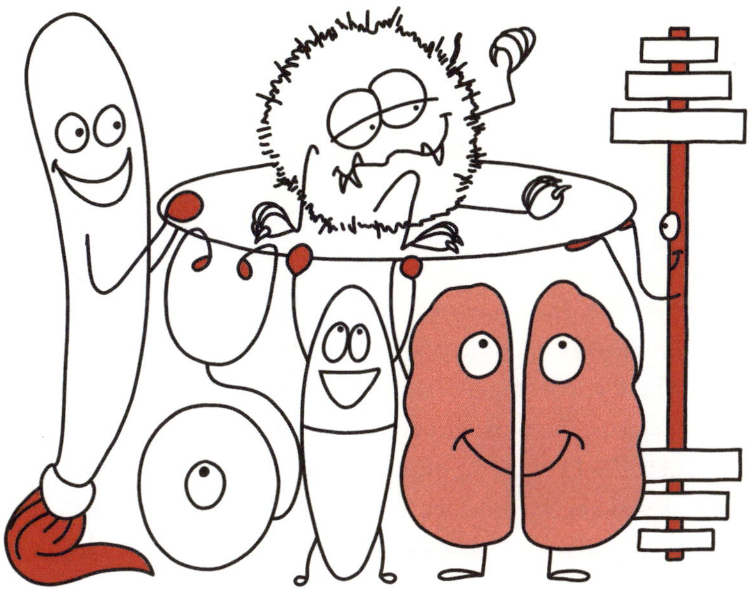

Musiktherapie

Musik kann ebenfalls therapeutisch eingesetzt werden. Gemeinsames Musizieren, Musikhören oder angeleitete Klangreisen sind beliebte Wege, um Stress und schmerzhafte Anspannung zu lindern. Häufig werden dabei viele Gefühlsprozesse angeregt, die sich wiederum günstig auf das Schmerzerleben auswirken können.

Ernährung

Wie wir uns ernähren, beeinflusst unsere Schmerzen auf nicht unerhebliche Weise. Eine antientzündliche Ernährungsweise wirkt sich günstig auf Schmerzen im Körper aus.[17] Zu lernen, wie eine vollwertige und pflanzliche Ernährung aussehen kann, sollte deshalb ein wichtiger Baustein der Schmerztherapie sein. Noch dazu, da jedes überflüssige Kilo, das weniger an unseren Gelenken zieht, für den Körper eine erhebliche Erleichterung darstellt.

Viele Wege führen nach Rom

Im stationären Bereich oder auch in speziellen Tageskliniken für Betroffene mit chronischen Schmerzen finden sich die meisten der beschriebenen Fachrichtungen. Im ambulanten Bereich lässt sich diese Breite jedoch oft nicht so leicht abdecken. Viele Betroffene suchen sich dort vorrangig ärztliche und physiotherapeutische Hilfe. Ohne Frage ist das zunächst ein sehr wichtiger und nicht selbstverständlicher Schritt, denn oft haben uns viele innere Widerstände lange davon abgehalten. Sich Hilfe zu suchen, ist nicht leicht. Deshalb ist es bereits ein Erfolg, die Unterstützung in Anspruch zu nehmen.

Gleichzeitig kommt insbesondere im ambulanten Bereich ein Großteil wichtiger Behandlungsoptionen zu kurz. Mit Blick auf die psychologischen Therapien oder in Richtung Ernährungsberatung herrscht hier leider nicht selten gähnende Leere. Häufig ist es den einzelnen Fachbereichen außerdem kaum möglich, wirklich tiefgehend zusammenzuarbeiten, denn dafür fehlt es an Zeit, an Vergütung und den Strukturen zum Austausch.

Umso wichtiger ist es, dass sich Betroffene bewusst Einrichtungen suchen, die interdisziplinär arbeiten. Falls du spürst, dass eine interdisziplinäre Therapie ein Weg für dich sein kann, dann informiere dich über deine ambulante hausärztliche oder schmerztherapeutische Ansprechperson, wo in deiner Nähe die nächste Möglichkeit für eine interdisziplinäre Schmerztherapie zu finden ist. Auch die Krankenkassen können bei deiner Suche hilfreich sein. Es gibt deutschlandweit verschiedenste Schmerzzentren, die dir als Anlaufstelle dienen können.

Falls für dich ein interdisziplinäres Zentrum nicht infrage kommt, besteht natürlich auch die Möglichkeit, sich selbst ein Netzwerk aus Behandelnden zusammenzustellen und eigenständig zu schauen, wo du ärztlich, psychologisch, physiotherapeutisch, kunst-/musiktherapeutisch und ernährungsbezogen unterstützt werden kannst. Nicht unerheblich sind dabei die Gesundheitskurse, die von vielen Krankenkassen angeboten werden, zum Beispiel für Rückenfitness oder Entspannung. Das kann ein guter Einstieg in die Therapie sein, und die Kosten werden von vielen Krankenkassen übernommen. Das Beste daran: Es kann sofort losgehen. Bei den Kursen findet sich schnell ein passendes Angebot in deiner Nähe. Auch hier lohnt es sich, mit der Krankenkasse Kontakt aufzunehmen.

Neben professionellen Angeboten kann es auch eine hilfreiche Idee sein, in Eigenregie zu schauen, wie du das ein oder andere in deinem Leben verändern kannst. Viele suchen sich Hilfe bei Angehörigen, im Bekanntenkreis, in Internetvideos, Podcasts oder Büchern. Auch das sind wertvolle Möglichkeiten.

Privat einmal über die Schmerzen aus dem Nähkästchen zu plaudern, offenbart so manche Gemeinsamkeit. Nicht zuletzt ergibt sich daraus manchmal auch die Gelegenheit für gemeinsame Aktivitäten: eine Sportgruppe hier, ein gemeinsamer Saunabesuch da. Auch jenseits der professionellen Therapie eröffnet sich so manche unverhoffte Option, die das Leben ein Stück leichter machen kann.

Den richtigen Therapieweg zu finden, kann zunächst herausfordernd sein, und gleichzeitig kannst du gewiss sein, dass es Hilfe gibt. Egal, welchen Weg du therapeutisch gehst: Hauptsache du weitest deine Aufmerksamkeit etwas mehr und siehst dich selbst in deiner ganzen Komplexität. Gerade bei dauernden Schmerzen im Körper braucht es einen Blick über den Tellerrand. Denn eines liegt auf der Hand: Wenn die Prozesse in den Nerven und im Gehirn bei Schmerzen immer ähnlich sind, dann muss es noch etwas anderes geben, das dazu führt, dass sich die Schmerzen nicht jeden Tag gleich anfühlen.

Die psychologischen Basics bei chronischem Schmerz

Bevor wir tiefer in die Möglichkeiten unserer Gefühlskräfte eintauchen, lohnt es sich zu schauen, was bei ständigen Schmerzen im Körper von psychologischer Seite her Einfluss nimmt[1] und wie das in Zusammenhang mit unserem Gefühlsleben steht. Deshalb wollen wir zunächst die psychologischen Basics verstehen, die die Schmerzen in vielen Fällen so stark mitbestimmen.

Wie wir Schmerzen erleben, egal ob primäre oder sekundäre, wird entscheidend davon beeinflusst:

- wie wir uns im Alltag verhalten,
- was wir denken,
- was wir fühlen,
- was wir dringend brauchen und vielleicht nicht bekommen und
- durch welche Erfahrungen wir geprägt wurden.

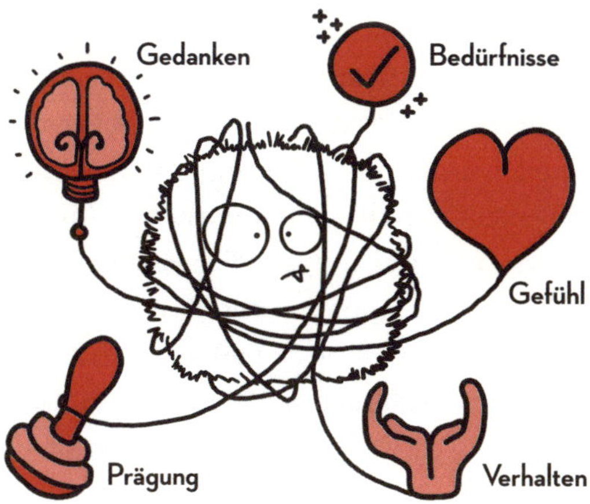

Diese fünf Punkte bilden die psychologischen Grundlagen des Schmerzerlebens.[2] Sie sind mitverantwortlich dafür, wie schlimm oder okay sich unsere körperlichen Beschwerden anfühlen.

Es überrascht dabei wenig, dass ebenso wie die Biologie mit der Psyche verwoben ist, auch auf der psychologischen Ebene alles miteinander verbunden ist. So verändert das, was wir fühlen, erheblich das, was wir denken. Angst, Wut oder Ekel bestimmen zu großen Teilen, was uns an Gedanken im Kopf herumspukt, und jede Handlung oder jeder Schritt wird von einem Gefühl und einem darunterliegenden Wunsch motiviert. Gefühle treiben uns voran. Interessanterweise bestimmt dabei unsere Prägung, also all das, was wir im Leben schon erfahren haben, wesentlich darüber, was wir typischerweise fühlen – körperlich wie mental.

Was bedeuten nun die fünf Punkte konkret? Schauen wir uns diese einmal genauer an.

Wie wir uns verhalten

Häufig gehören Menschen mit chronischen Schmerzen zu denjenigen, die alles für alle möglich machen wollen. Für die der Tag mehr als 24 Stunden bräuchte, um all ihre Aufgaben unterzubringen. Viele powern unvorstellbar schnell und scheinbar leicht durch den Tag und stemmen ein Pensum an To-dos, bei dem anderen die Ohren schlackern würden. Es ist enorm, was diese Menschen alles schaffen. Das Bemerkenswerteste daran ist, dass ihnen selbst häufig gar nicht bewusst ist, was sie tagtäglich leisten. Es kommt ihnen selbstverständlich vor. Sie spüren nicht, dass das Tagesprogramm an der einen oder anderen Stelle zu viel sein könnte, sondern machen einfach weiter. Manche aus Freude, andere fühlen sich getrieben oder haben große Ziele. Wieder andere funktionieren wie auf Autopilot und arbeiten einfach alles ab.

An sich sind Aktivität und Engagement eine sehr gute Sache.

Herausfordernd wird es allerdings, wenn sich dabei die eigene »Batterie« rasant schnell leert – vor allem, wenn wir selbst das Gefühl für unseren aktuellen »Akkustand« verloren haben. Wir fühlen uns vielleicht überhaupt nicht erschöpft, obwohl wir es eigentlich sind.

Häufig gibt es schon vorher erste Anzeichen für einen schnell sinkenden inneren Akkustand. Es lohnt sich, diese kleinen Marker zu kennen. Ein Signal kann zum Beispiel sein, dass wir gereizter sind oder uns schneller überfordert fühlen. Manche Betroffene sind etwas niedergeschlagener als sonst. Andere beschreiben auch, dass sie morgens früher wach sind, lange bevor der Wecker klingelt. Wieder andere erzählen genau das Gegenteil: Sie sind müde und kaputt und kommen nur schwer aus dem Bett. Wenn wir in solchen Momenten in uns hineinhören, können wir oft spüren, dass der ganze Körper verspannt ist. Manche Körperteile fühlen sich sogar wie verkrampft an. Typische Gedanken bei einem leeren Akkustand sind zum Beispiel: »Das ist mir zu viel.« Oder: »Lasst mich doch alle in Ruhe!« Einige ziehen sich zurück, andere brechen schneller in Tränen aus. Jeder Mensch reagiert anders in dieser Situation.

Es kommen also viele Aufgaben plus eine stille Erschöpfung zusammen, die den meisten gar nicht auffällt. Außerdem entsteht dieser starke Drang, etwas »durchzuziehen«. Termine wahrzunehmen, obwohl es uns eigentlich nicht gut geht. Erledigungen zu machen oder eine Aufgabe zu Ende zu bringen, obwohl der Körper uns

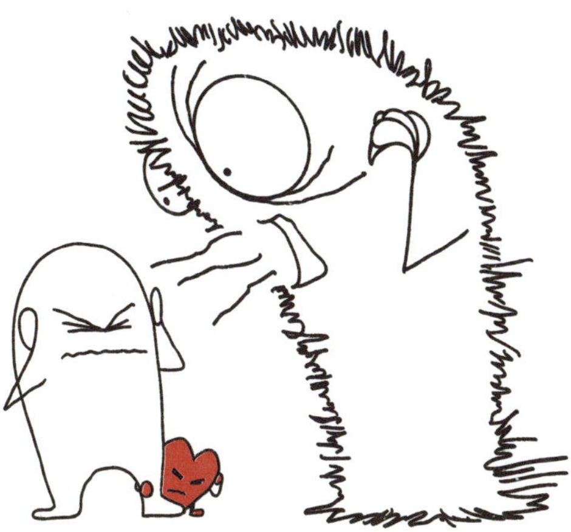

schon längst mit Schmerzen zuruft: »Lass das doch mal!« Da ist immer dieser unbändige Wille, wie eine innere Unbeugsamkeit, die den Körper in die Schranken weist – egal wie laut er versucht, sich bemerkbar zu machen.

Der Hang zum Durchhalten hat es wirklich in sich. Es ist einerseits eine riesige Stärke, diszipliniert an etwas dranzubleiben, die uns schon oft im Leben geholfen hat. Gleichzeitig hat das Zähnezusammenbeißen einen hohen Preis, und die offene Rechnung zahlt am Ende unsere Gesundheit. Tanja (54 Jahre), Leiterin einer großen Garten- und Landschafsbaufirma, hat genau diese Erfahrung machen müssen.

Aus dem Leben erzählt

»Ich habe seit meiner Jugend Rückenschmerzen. Bis vor ungefähr fünf Jahren hatte ich das gut im Griff. Mit Spritzen, Medikamenten und Ignorieren bin ich relativ weit gekommen. Dann hat sich die Situation jedoch zugespitzt, weil ich bei der Arbeit zusammengebrochen bin. Ich konnte keinen Schritt mehr machen. Es hat sich angefühlt, als würde mein Rücken auseinanderbrechen. Daraufhin kam der Notarzt, und es gab viel Aufregung. Ich bin seitdem drei Mal operiert worden. Direkt nach den Operationen war erst einmal alles wieder gut, doch als ich wieder zu arbeiten anfing, kamen die starken Schmerzen leider zurück. Seit jeher beginnt mein Tag um sechs Uhr. Ab sieben klingelt das Telefon in Dauerschleife. Ich habe 30 Mitarbeitende, und da kommen viele Fragen, die eben nur ich, als Chefin, klären kann. Die Leute schätzen mich. Im Gegensatz zu meiner Mutter, die in ihrem Leben nicht viel zustande gebracht hat und die meiste Zeit dem Alkohol zugetan war, trage ich etwas zur Gesellschaft bei. Leider ist eine Wochenarbeitszeit von Minimum 60 Stunden schwer mit einem Familienleben vereinbar.«

Tanja konnte in ihrer Disziplin nicht spüren, dass sie sich und ihren Körper überlastete. Im Laufe der Schmerztherapie wurde ihr mehr und mehr klar, warum sie bisher nicht aus dem überstarken Arbeitsrhythmus herausgefunden hat: Nur beruflich konnte sie sich selbst beweisen, dass sie nicht so ist wie ihre Mutter. Dass sie es anders macht. Dass sie zu etwas zu gebrauchen ist. Der Körper musste durchhalten, damit sie einen ganz großen Bogen um die Fußstapfen ihrer Mutter machen konnte. Was ihr Körper wollte, spielte für sie eine untergeordnete Rolle. Die Arbeit machte sie glücklich, nur dort hatte sie die Stabilität und Anerkennung, die sie so dringend brauchte. Das wog für sie lange Zeit allen Schmerz auf.

Ein weiteres Verhalten im Zusammenhang mit ständigen Schmerzen ist die unheilvolle Kombination aus Medikamenten und Weitermachen. Oft fehlt es Betroffenen an Möglichkeiten, anders auf ihre Schmerzen Einfluss zu nehmen, sodass die Medikamente der einzige Anker sind. Problematisch wird es dann jedoch, wenn wir uns *nur* noch mit Schmerzmitteln über Wasser halten. Gefühle, wie zum Beispiel die Angst, im Beruf oder zu Hause mit den Schmerzen nicht mehr richtig funktionieren zu können, verstärken den Impuls, sie mit den Medikamenten schnell wieder wegzudrücken. Insbesondere bei Migräne wird das oft zum Problem, denn der Griff zur Tablette ist ein gerne genutzter Weg, um weiterarbeiten zu können. Wir sind nachvollziehbarerweise erst einmal froh über die Linderung und nehmen danach oft nicht mehr die gebotene Rücksicht auf unseren Körper. Da die Migräne jedoch im Untergrund trotzdem weiter da ist, meldet sie sich gerne umso lauter zurück, wenn die Wirkung der Tablette nachlässt. Der Grund ist einfach: Unser Gehirn nimmt es uns sehr übel, wenn wir es trotz Migräne weiter unaufhörlich mit Informationen belasten.

Ein Zuviel an Pillen kann so weit gehen, dass sich die Wirkung der Schmerzmittel umkehrt. Greifen wir beispielsweise bei Migräne zu häufig auf die eigentlich lindernden Triptane zurück (mehr als zehn Tage im Monat),[3] kann das dazu führen, dass wir insgesamt mehr Kopfschmerzen haben. Die Schmerzmittel helfen nicht mehr, sondern erhalten den Zustand aufrecht.

Das heißt nicht, dass wir keine Schmerzmittel verwenden dürfen! Medikamente in der empfohlenen Dosis zu nehmen, ist absolut in Ordnung. Wichtig ist, zu überlegen, warum der Körper gerade so stark reagiert. Was braucht er in diesem Moment? Kurzfristig können Schmerzmittel viel abfedern und sind oft ein wichtiger Notanker, doch langfristig braucht es mehr zur Schmerzbewältigung. Indem wir tiefer schauen, was die Schmerzen jeweils begünstigt hat, können wir mehr erreichen, als die Schmerzen lediglich mit Medikamenten zu dämpfen. Bei Migräne könnte das zum Beispiel heißen, im Alltag zwischenzeitlich den Aus-Knopf zu drücken, um die vielen Reize für einen Moment abzuschalten. Bildschirme zu vermeiden und Ruhepausen zu schaffen, kann dabei ein hochwirksames Schmerzmittel sein.

Ein anderes häufiges Phänomen ist das Schonverhalten. Wir kennen das von einer akuten Verletzung, zum Beispiel einem verstauchten Knöchel, bei dem die ärztliche Anordnung oft lautet: »Hochlegen und kühlen!« Warten und schonen, bis der Körper die Wunde geheilt hat. Das Problem ist, dass wir das auch tun, wenn nichts akut verletzt und trotzdem alles so unfassbar schmerzhaft ist. Oft beginnt damit ein Teufelskreis, denn durch das Schonen verkümmern unsere Muskeln bereits nach wenigen Tagen. Alle, die schon einmal krankheitsbedingt länger im Bett lagen, können ein Lied davon singen. Wir können förmlich dabei zusehen, wie wir an Muskelmasse verlieren. Wir haben insgesamt weniger Halt und es drückt viel eher etwas auf die Nerven. Durch zu wenig Kraft sind die Muskeln schneller überfordert. Sie fühlen sich verkrampft an, was den Schmerz noch einmal deutlich intensivieren kann.

Viele kennen das Phänomen nach dem sogenannten »Bandscheibenvorfall«. Die Bandscheiben sind eine Art Puffer zwischen unseren Wirbeln in der Wirbelsäule. Durch Alterserscheinungen oder dauerhaft schädliche Belastungen kann es passieren, dass das Bandscheibengewebe aus dem umgrenzenden Faserring der Bandscheibe heraustritt. Zusammengequetscht trifft ein Teil der Bandscheibe unglücklich auf Nerven, die aus der Wirbelsäule zu den peripheren Körperteilen führen, wodurch die Nerven eingeklemmt werden. Nachvollziehbarerweise kann das sehr schmerzhaft sein. Der erste Impuls ist dann meist: Schonen. Zunächst ist das eine verständliche Reaktion, verschmelzen wir allerdings über Wochen mit unserer Couch, verkümmern unsere Muskeln. Wir nehmen viel eher ungünstige Körperhaltungen ein, und die sonst stärkenden Muskeln können die Wirbelsäule deutlich weniger unterstützen. Ohne Bewegung wird alles nur viel, viel schlimmer.

Oft haben wir, wenn wir auf Bewegung verzichten, nachvollziehbare Gründe. Wir wollen zum Beispiel nichts kaputt machen, fühlen uns unsicher, wissen vielleicht nicht so richtig, wie viel wir unserem Körper zumuten können. Für die Therapie heißt das im Umkehrschluss, dass wir uns darauf konzentrieren sollten, das Sicherheitsgefühl wiederherzustellen. Die Wissenschaft bestätigt, dass sanfte Bewegung wesentlich dazu beitragen kann, diese Art von Beschwerden zu lindern.[4]

Nicht selten arbeiten bei ständigen Körperschmerzen bestimmte Muskeln entweder zu viel oder zu wenig. Die Erzieherin in einer Krippe zum Beispiel, die Kinder hochheben muss, fordert ihren Körper tagein und tagaus auf ähnliche Weise. Wenn wiederholt dieselben Muskeln beansprucht und viel zu stark gezogen werden, kann es zu Fehlhaltungen kommen. Gerade dann, wenn der Gegenhalt durch entgegengesetzte Muskelgruppen fehlt. Die anderen (untrainierten) Muskeln sind oft zu schwach, um dem etwas entgegenzusetzen, und dadurch kommt es im Körper zu Verschiebungen. Es drückt hier und da. Zum Teil auch auf die Nerven. Sind die Muskeln trainiert, kann sich das Ungleichgewicht leicht wieder auflösen. Der Körper richtet sich auf – innerlich und äußerlich, und die

Wahrscheinlichkeit, dass das ewige Kneifen und Drücken wieder zurückgeht, steigt. Ein starker Muskel bedeutet an dieser Stelle weniger Schmerz.

Was wir denken

Alles, was uns täglich durch den Kopf geht, hat großen Einfluss auf unser Schmerzerleben. Schon allein die Gedanken, die wir uns um den Schmerz machen, bestimmen, wie intensiv und schlimm wir ihn wahrnehmen. Haben wir zum Beispiel keine Idee, woher die Schmerzen kommen, fühlt sich das drückende Dröhnen im Körper häufig viel bedrohlicher an, als wenn wir uns den Ursprung erklären können. In unserer unterschwelligen Angst und Unsicherheit empfinden wir alles viel intensiver. Wissen wir hingegen ganz genau, dass der Schmerz zum Beispiel vor allem von zu viel Belastung oder einer ungünstigen Haltung kommt, können wir die Schmerzen gedanklich in einer komplett anderen Schublade ablegen: von »diffus-gefährlich« zu »unangenehm-aus gutem Grund«. Die meisten Menschen hatten schon einmal einen ganz normalen Muskelkater nach einem intensiven Training. Der tut weh, ist für die meisten aber gut zu verkraften. Der Grund dafür liegt auf der Hand: Wir können die damit verbundenen Muskelschmerzen klar und deutlich auf den Sport zurückführen und wissen, dass sie vergehen. Wir haben weniger Angst und sind entspannter. Allein dadurch fühlt sich der Schmerz spürbar anders und insgesamt freundlicher an.

Doch was spielt in unserem Denken noch eine Rolle? Verpassen wir alltäglichen Vorkommnissen schnell das gedankliche Etikett Katastrophe, kann sich das ebenfalls schmerzverstärkend auswirken. Wir erleben Kleinigkeiten oder größere Irritationen dann schneller als »schlimm«. Durch düster eingefärbte Gedanken fühlt sich alles etwas heftiger und ein bisschen unheilvoller an, als es möglicherweise am Ende tatsächlich ist. Sorgenvolle Gefühle dahinter bewirken, dass sich unsere Gedanken pausenlos um das drehen, was sich im Moment so katastrophal anfühlt. Starke Ängste stecken häufig hinter der Non-stop-Grübelei. Gedankenkreisen ist dabei nachvollziehbar, denn fühlen wir uns durch etwas bedroht, wollen wir ja das Schlimme möglichst abwenden – und das am besten schon vorbeugend. Das kann bei Dingen sein, die nicht klappen, aber auch in Situationen, in denen wir das Gefühl haben, dass etwas passiert, das wir nicht kontrollieren können: »Kriegt mein Mann das mit den Kindern wirklich hin, wenn ich nicht dabei bin?« oder »Kommen meine Mitarbeitenden klar, wenn ich diese Aufgabe nicht schaffe?« sind typische Gedanken. Unser Gedankenkarussell, angeheizt durch intensive Gefühle der Angst oder des Ärgers, erzeugt in uns eine große Anspannung. Verständlicherweise melden sich unsere Muskeln oder Nerven irgendwann verstärkt mit Schmerz, denn alles ist in dem Moment auf Alarm gepolt.

Das Denken vieler Menschen mit chronischen Schmerzen ist durch ein auffallend starkes Verantwortungsbewusstsein geprägt. Sie sind sich ihrer Verantwortung im wahrsten Sinne des Wortes bewusst. Pflicht steht an erste Stelle. Da ist oft der penetrante Gedanke, der sagt: »Kümmere dich erst einmal um die anderen. Wenn es den anderen gut geht, dann kannst du dich um dich selbst kümmern.« Mit diesem Mantra im Ohr ist es wenig verwunderlich, dass diejenigen überzufällig oft kranke Personen im näheren Umfeld pflegen. Viele Betroffene üben zudem Berufe aus, bei denen das Wohl anderer im Mittelpunkt steht: Zur Klientel der Schmerzkliniken gehören oft Menschen, die im Kindergarten, in der Schule, im Krankenhaus oder im Altenheim arbeiten. Einige sind auch in Führungspositionen und glänzen dort mit ihrem verantwortungsvollen Auftreten. Sie steuern den Arbeitsprozess, tragen stellvertretend für andere Kämpfe aus, sorgen sich um das Team und sind oft und viel ansprechbar – häufig für jeden zu jeder Zeit. Unabhängig, ob als Führungskraft oder pflegende Person: Der Blick für die eigenen Gefühle und körperlichen Nöte kann dabei verloren gehen. Sind wir dauerhaft präsent, muss der Körper permanent auf »On« eingestellt sein. Dass er darauf mit ständiger Anspannung und Schmerzen reagiert, leuchtet ein.

Außerdem haben viele Betroffene nicht selten besonders hohe Erwartungen an ihre eigene Leistung. Schneller, höher, weiter. Am besten perfekt, vorzeigbar, ohne Mängel. Gut, wer will schon Fehler machen? Klar, niemand. Gleichzeitig sind viele Betroffene unverzeihlich gegenüber ihren eigenen Fehltritten und scheinbaren Macken, die nicht sein dürfen. Die innere Kritikmaschinerie läuft auf Hochtouren. Da ist diese leise Stimme, die flüstert: »Es muss perfekt sein!« Manchmal steigert sich dieser Gedanke bis hin zu einer panikartigen Angst vor einem vermeintlichen Misserfolg. Kein Wunder, dass bei dem enormen inneren Druck der Körper schmerzmäßig manchmal um ein Vielfaches stärker reagiert.

Neben unseren Gedanken und den sie begleitenden Gefühlen, unseren Regeln und Werten spielt es eine wichtige Rolle, wie wir unseren Körper wahrnehmen. Hierbei kann es tatsächlich ein »Zu viel« und ein »Zu wenig« geben. Manche Menschen nehmen jede Kleinigkeit im Körper wahr, schon das zarteste Ziehen, die feinste Abweichung – als wäre der innere Scheinwerfer permanent auf den Körper gerichtet. Das ist einerseits eine bemerkenswerte Fähigkeit, sich körperlich so intensiv zu spüren, andererseits fühlen sich dadurch Bagatellen manchmal wie die schlimmste Krankheit an. Wir bekommen es mit der blanken Angst zu tun, und die macht sehr viel mit uns: Missempfindungen können leicht zu schmerzhaften »Monstern« werden, die im Körper wüten.

Genauso häufig ist allerdings das andere Extrem: Viele von Schmerzen Betroffene horchen zu selten in ihren Körper hinein. Der Aufmerksamkeitsfokus liegt eher auf der Außenwelt und dem, was im Inneren los ist, wird kaum Bedeutung zugemessen. Der Körper wird selbst zu einem Objekt. Er gehört nicht mehr richtig zu uns, soll schön funktionieren. So lange es läuft: Warum unnötig abchecken? Vernachlässigt wie ein Kind, das nicht beachtet wird, muss der Körper schmerzhaft laut rufen, bis wir endlich bereit sind, ihm doch unsere Aufmerksamkeit zu schenken.

Was wir fühlen

Dass anhaltende Schmerzen auf unser Gefühlsleben einwirken, ist nachvollziehbar. Schmerz kann ein enormer Stress sein, und wie jeder Stress, der nicht aufhört, kostet er uns sehr viel Kraft. Das ist fast so, als wären wir nonstop auf einem sehr lauten Konzert. Irgendwann wird es jedem zu viel. Es ist zu intensiv. Wir wollen weg, uns zurückziehen. Wenn das nicht geht, meldet sich möglicherweise Ärger. Das Gedröhne wird zum Nervfaktor. Kehrt dann immer noch keine Ruhe ein, kriegen wir es mit der Angst zu tun: Bin ich dem jetzt für immer ausgesetzt? Was passiert, wenn das so bleibt? Die zunehmende Hilflosigkeit wird daher oft von ihrer Freundin, der Resignation, begleitet. Und die kann anwachsen bis hin zur absoluten Gleichgültigkeit und Leere. Nicht ohne Grund gibt es einen deutlichen Zusammenhang zwischen Depressionen[5] als Form der chronischen Niedergeschlagenheit und Erschöpfung, übermäßig vielen Ängsten[6] und ständigem Schmerz. Langanhaltende Schmerzen können uns Angst machen, und auf lange Sicht traurig. Das muss nicht passieren, kann aber.

Das Ganze funktioniert jedoch auch in die andere Richtung: Wenn wir häufig traurig oder ärgerlich sind oder rund um die Uhr Ängste haben, erleben wir Schmerzen stärker.[7] Menschen, die mit sich und der Welt im Reinen sind, zufrieden und glücklich, werden ein und dieselbe Verletzung anders wahrnehmen als Personen, die ein großes emotionales Päckchen zu tragen haben. Unsere Gefühle bestimmen in entscheidender Art und Weise, wie wir die Auswirkungen von zu viel muskulärer Anspannung, Abnutzung in den Gelenken oder beeinträchtigter Bandscheiben empfinden. Sie ergeben in Summe die Intensität, mit der wir Schmerzen erleben. Und dieser Effekt passiert auch, wenn uns gar nicht klar ist, dass da im Moment so viele starke Gefühle in uns sind.

Ein Beispiel dafür findet sich bei dem 43-jährigen Thomas.

Aus dem Leben erzählt

»Fast ein Viertel meines bisherigen Lebens leide ich unter Schmerzen im ganzen Körper, ganze 14 Jahre. Es tut mal hier, mal da weh. Vor allem morgens brauche ich lange, bis ich in die Gänge komme. Wegen der Schmerzen und diverser anderer Erkrankungen bin ich jetzt schon fast anderthalb Jahre krankgeschrieben. Ich bin Krankenpfleger und Hospizhelfer und mag meinen Beruf. Zu Hause habe ich meine Eltern über Jahre hinweg während ihrer Krankheit und später im Sterbeprozess begleitet – mit allem, was organisatorisch und an Gesprächen dazu gehört. Ich bin stark geblieben und professionell. Als vor zehn Jahren meine Mutter starb und drei Jahre später mein Vater, bin ich gleich wieder arbeiten gegangen.

Rückblickend weiß ich mittlerweile: Ich hatte überhaupt keine Zeit, wirklich Abschied von meinen Eltern zu nehmen. Ich war da, als sie starben, allerdings nicht als Sohn, sondern als Helfer. Für meine eigene Traurigkeit und Tränen war damals kein Platz. Auch für all die Abschiede, die ich während der Arbeit im Hospiz erlebt habe, für die vielen schmerzvollen Momente, hatte ich wenig bis kaum die Möglichkeit, wirklich traurig zu sein. Es ging einfach immer weiter. Mittlerweile fühlt es sich an, als hätte ich die gesamte Trauer der ganzen Jahre in mir angesammelt. Ich bin bis zum Platzen angefüllt mit Traurigkeit.«

Was sich an Thomas′ Trauer zeigt: Unverarbeitete Gefühle können ein wesentlicher Einflussfaktor für unsere Schmerzen sein. Auch andere Gefühle, wie Ärger, Schuld, Scham, und Angst werden nicht selten körperlich spürbar, wenn sie nicht genug Raum bekommen.

Ein besonderer Fall ist die Angst vor Schmerzen. Die Panik, dass unsere körperlichen Leiden wiederkommen oder schlimmer werden, kann entscheidend dafür sein, wie stark wir unsere Schmerzen tatsächlich erleben.[8] Zum Beispiel, wenn am Wochenende die langersehnte Geburtstagsfeier ansteht. Ist da ständig die Sorge, aufgrund der Schmerzen nicht mit dabei sein zu können, erhöht sich die Wahrscheinlichkeit, dass am Wochenende tatsächlich ein größerer Schmerz auftritt. Unser Körper und unser Stresssystem sind durch die Angst im Panikmodus. Alles ist hochgefahren, und wir sind bis in die letzte Pore angespannt. Gerade dann, wenn uns das Vertrauen fehlt, dass wir das schon irgendwie meistern werden. Manchmal braucht es die Gelassenheit im Vorfeld, dass es auch in Ordnung sein kann, gegebenenfalls später zur Party zu gehen oder auch einmal abzusagen. Wenn das fehlt, kann die Angst vor Schmerzen ein wahrer Schmerztreiber sein. Akzeptieren wir hingegen die Möglichkeit, dass es vielleicht nicht klappt, entspannen wir uns leichter.

Was wir brauchen

Neben unseren Gefühlen beeinflussen unerfüllte Bedürfnisse den Körper und den Schmerz. Doch was heißt das genau?

Stellen wir uns ein süßes Baby vor mit properen Wangen, kleiner Stupsnase und großen vollen Augen. Wenn dieses kleine Wesen Hunger hat, kann es sich nur auf eine Art und Weise bemerkbar machen: Es weint. Oft sind davor schon kleinere Signale zu beobachten, ein Suchen nach der Brust, ein Schmatzen mit Lippen und Zunge. Manchmal bekommen Eltern die Zeichen allerdings nicht mit, oder sie haben die ersten Hinweise noch nicht so richtig verstehen gelernt. Beides kann dazu führen, dass sich das Kleine noch deutlicher mit seiner Not zu erkennen geben muss. Unter Tränen ruft es auf verzweifelte Baby-Weise: »Leute, es ist dringend, ich brauche wirklich Milch, und zwar JETZT!«

Unser Körper ist wie der niedliche Säugling. Er ist ebenso bedürftig und zart und ruft – ohne unserer Sprache mächtig zu sein. Er braucht uns ganz oft. Wir füttern ihn, geben ihm Wasser, wir reinigen ihn, gehen mit ihm auf die Toilette, wir legen ihn hin, damit er schlafen kann. All das tun wir für den Körper. Wir kümmern uns um seine grundlegenden Bedürfnisse, denn sonst würden wir nicht überleben. In welchem Ausmaß wir unseren Körper versorgen, ist allerdings eine andere Frage. Essen wir regelmäßig, planen wir genügend Lebenszeit für das Schlafen ein (oder erledigen lieber noch das und das und das …) und trinken wir ausreichend? All das entscheidet darüber, ob es unserem Körper gut geht oder ob er, wie das Baby, versucht uns zu sagen, dass er *mehr* braucht. Dafür schreit er nicht mit Lauten, sondern unter anderem mit Schmerzen.

Beispielsweise bei Migräne ist bekannt, dass unregelmäßiges Essen oder zu wenig, unsystematischer Schlaf die Wahrscheinlichkeit für Kopfschmerzattacken stark erhöht.[9] Aus diesem Grund reduzieren Therapien, die beim Schlaf ansetzen, die Häufigkeit und Intensität der Kopfschmerzen erheblich.[10] Aber auch generell, unabhängig von Migräneattacken, sind wir bei zu wenig Schlaf deutlich empfindsamer für Schmerzsignale.[11] Die Forschung geht davon aus, dass fehlender Schlaf sich ungünstig auf unsere Botenstoffe im Körper auswirkt, die die Verarbeitung von Schmerzen beeinflussen. Auch Entzündungen können durch zu wenig Schlaf begünstigt werden. Beides spielt bei ständigen Schmerzen eine wichtige Rolle.

Schlafen und Essen sind die Grundlagen unserer Gesundheit. Fehlt es daran, wirkt sich das auf die Schmerzen aus. Aber selbst wenn wir unseren Hunger und Durst stillen, bleiben bei chronischem Schmerz häufig andere Bedürfnisse auf der Strecke.

Erholung

Ein Bedürfnis, dass von vielen Betroffenen häufig überhört wird, ist das nach Ruhe, Erholung und Entspannung.

Teste zunächst das folgende kleinen Experiment, um eine Vorstellung davon zu bekommen, was das Bedürfnis nach Ruhe mit chronischen Leiden im Körper zu tun haben kann.

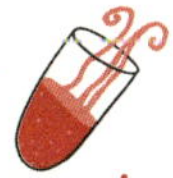

Experiment
Die Faust

Nimm deine Lieblingshand und balle sie kräftig zu einer Faust. Presse dabei alles schön eng zusammen. Die Finger dürfen leicht ihre Farbe verändern, das ist ganz normal. Beobachte, was du wahrnehmen kannst. Wie fühlt sich deine Hand an, wenn sie so stark angespannt ist? Was spürst du? Welche Gedanken kommen dir vielleicht? Wie verändert sich deine Wahrnehmung, wenn 30 Sekunden vergangen sind? Spürst du einen Impuls? Lass die Faust noch weitere 30 Sekunden angespannt und beobachte dabei genau, wie du dich dabei erlebst. Was würdest du jetzt am liebsten tun? Wie stark macht sich der Wunsch breit, die Faust wieder zu öffnen und loszulassen?

Du entscheidest, wann es sich für dich stimmig anfühlt, die Finger wieder voneinander zu lösen, aufzurollen und zu entspannen. Was nimmst du jetzt wahr? Was fühlst du vielleicht auch? Bemerkst du eine gewisse Erleichterung? Genieße für einen kurzen Moment diese angenehme Wärme, die sich jetzt wieder ausbreiten kann. Spüre dabei, wie die natürliche Durchblutung deiner Finger dafür sorgt, dass sich alles nach der Anstrengung erholen kann – sanft und weich.

Diese Erfahrung kann dir verdeutlichen, was passiert, wenn wir dauerhaft unter Stress und Anspannung stehen. Haben wir keinen Blick dafür, was unser folgsamer Körper gerade braucht, weil Arbeit, Familie, Freunde – kurz: alles andere – im Vordergrund stehen, passiert genau das: Wie die geballte Faust, ballt sich auch unser Körper zusammen. Dass er irgendwann wieder loslassen möchte, ist nachvollziehbar. Nehmen wir das nicht wahr, macht er sich anders bemerkbar.

Neben unserem Regenerationsbedürfnis können sich natürlich noch andere wesentliche Bedürfnisse auf unseren Körper auswirken – insbesondere dann, wenn sie von uns nicht richtig beachtet werden.

Gemeinschaft

Ein weiteres wichtiges Bedürfnis von uns Menschen ist, mit anderen zusammen zu sein. Wir brauchen Gemeinschaft. In welcher Dosis, kann natürlich unterschiedlich sein. Manche wünschen sich zum Beispiel, Teil einer großen Community zu sein. Vernetzt und mit ordentlich »Vitamin B«, kommen wir vielfach deutlich besser durch das Leben. Andere brauchen nicht so viele Personen um sich herum, ihnen reichen wenige Kontakte mit wichtigen Bezugspersonen. Das kann die Familie, das können aber auch Freunde sein. Feste Strukturen wie zum Beispiel das wöchentliche Volleyballtraining im Verein oder jeden Sonntag der Gottesdienst in der Kirche, aber auch alltägliche Begegnungen mit den Nachbarn oder dem Arbeitsteam können uns ein Gemeinschaftsgefühl vermitteln.

So oder so: Wir alle haben das Bedürfnis nach Kontakt zu Menschen, bei denen wir uns aufgehoben fühlen, die uns wichtig sind und denen wir wichtig sind. Auch wenn das Interesse am Zusammensein von Person zu Person unterschiedlich ausgeprägt ist, wohnt in uns allen die Sehnsucht nach Verbundenheit und Nähe. Isolation und Einsamkeit können auf lange Sicht krankmachen. Nicht ohne Grund berichten Menschen mit ständigen Schmerzen überzufällig häufig, dass es in der Kindheit wenig Raum für Kuscheln oder emotionale Nähe gab. Viele beschreiben, dass sie allein zurechtkommen mussten und ihre Eltern den Schilderungen Betroffener zufolge oft nicht in der Lage waren, sich ihnen liebevoll zuzuwenden. Nicht selten wird in der Psychotherapie deutlich, wie stark sie sich nach Liebe und wohlwollender Aufmerksamkeit gesehnt haben.

Auch die Coronapandemie und die gut gemeinten Social-Distancing-Maßnahmen haben uns gezeigt: Insbesondere bei Menschen mit chronischen Schmerzen war der Lockdown wie eine Lupe im grellen Sonnenlicht. Er hat die Einsamkeit gebündelt, verstärkt und direkt auf das Schmerzerleben gerichtet. Studien konnten nachweisen, dass der fehlende soziale Kontakt bei vielen Personen, die schon vor Corona von ständigen Schmerzen im Körper betroffen waren, zu fühlbar mehr Leidensdruck geführt hat.[12] Sie haben sich während der Quarantäne durch ihre Schmerzen stärker eingeschränkt gefühlt und mehr Medikamente gebraucht.[13] Für viele Alleinlebende bekam in dieser Zeit der kurze Austausch mit den Kassierenden im Supermarkt eine andere Wertigkeit. Wie eine durstige Person nach jedem Wassertropfen lechzt, war das freundliche »Brauchen Sie den Kassenbon?« Balsam für jede isolierte Seele.

Der schmerzpushende Effekt kann unter anderem mit dem ungewollten Alleinsein und mit der starken Angst erklärt werden, die Corona bei vielen ausgelöst hat. Panik lag in der Luft, denn wir wussten nicht, was auf uns zukommt. Viele sonst beruhigenden Gespräche und Umarmungen fielen von heute auf morgen weg. Das hat uns verständlicherweise erst einmal mit den Zähnen klappern lassen. Die alles umgebende Angst hat unser Stresssystem hochgefahren und unsere Körper liefen eine Art emotionalen Angst-Marathon. Dass die vielen starken Gefühle uns dabei mit der Zeit erschöpften und wir verspannten, ist nachvollziehbar.

Weil der Augen- und Körperkontakt mit anderen fehlte, wurde bei uns deutlich weniger von der hilfreichen Substanz »Oxytocin«

ausgeschüttet, landläufig als »Kuschel- und Bindungshormon« bezeichnet. In der Wissenschaft häufen sich die Hinweise auf dessen schmerzhemmende Wirkung.[14] Oxytocin hemmt die Weiterleitung der schmerzhaften Signale im Rückenmark, sodass diese weniger stark im Gehirn ankommen.[15] Die neuste Forschung liefert ermutigende Hinweise dafür, dass Oxytocin die Schmerzempfindlichkeit bei Personen mit Rücken-, Bauch- oder Migräneschmerzen entscheidend verringert. Das Tolle ist: Dieses Wundermittel haben wir alle in uns. Unser Körper schüttet es äußerst großzügig in unsere Blutbahn, wenn wir mit anderen Menschen liebevoll in Kontakt stehen – bestenfalls mit ganzem Körpereinsatz. Wird der Transmitter allerdings nicht aus uns herausgekitzelt, und das im wahrsten Sinne des Wortes, weil einfach niemand zum Drücken, Kuscheln oder Sich-tief-in-die-Augen-Schauen da ist, gibt es leider deutlich weniger körpereigene Schmerzhemmung. Auch das kann während der Pandemie ein Grund für die Zunahme an Schmerzerleben gewesen sein. Hinzu kommt, dass durch die Coronainfektion selbst das Risiko anstieg, anhaltende Kopf- und Körperschmerzen zu entwickeln.[16]

Die Pandemie hat bestätigt: Einsam sein ist schmerzvoll. Aber auch ohne Quarantäne leben manche Menschen einsam und ungewollt allein. Am Beispiel des 37-jährigen Alexander zeigt sich, welche Auswirkungen ein Leben ohne eine richtige Gemeinschaft haben kann.

Aus dem Leben erzählt

»In meinem Leben gibt es außerhalb der Arbeit eigentlich nur meine Eltern. Ich bin zu oft von anderen hintergangen worden, von Partnerinnen und besten Kumpels und habe mich zurückgezogen. Ich würde theoretisch für meine Freunde alles tun. Ich würde ihnen selbst auf der Flucht helfen, wenn sie mitten in der Nacht anriefen. Umgekehrt wurde ich allerdings in der Vergangenheit oft nur ausgenutzt. Mir fällt es schwer, wieder auf neue Menschen zuzugehen. Ich weiß nicht, wie ich das tun soll. Irgendwas hemmt mich. An sich bin ich auch gerne allein. Das ist schon okay, ich mache es mir zu Hause nett. Gleichzeitig wäre es schön, ein oder zwei Freundschaften zu haben, die dann bis zum Lebensende blieben. Aufgrund meiner Migräne kann ich aktuell meinen Job als angestellter Architekt in einem großen Architekturbüro nicht mehr machen. Deshalb sehe ich niemanden bis auf meine Eltern am Wochenende. Aber selbst auf die beiden habe ich manchmal keine Lust, weil ich mich dort für jede Entscheidung erklären und rechtfertigen muss. Ich geh trotzdem hin, es sei denn die Migräne erlaubt es mir nicht. Dann sage ich ab. In solchen Momenten bin ich fast froh, dass mein Kopf streikt.«

Wenn Betroffene sich zurückziehen, dann teils wegen unglücklicher Erfahrungen, teils wegen Schmerzen. Bei Alexander spielt beides eine Rolle. Er ist in seinen Formulierungen oft schroff und zeigt sich abweisend und unfreundlich, wenn er sich nicht angenommen fühlt. Fühlt er sich hingegen gewollt, blüht er auf und gibt 200 Prozent für die andere Person. In Beziehungen, die ihm wichtig sind, hat er vollen Einsatz gezeigt. Im Gegensatz dazu fällt es ihm selbst jedoch schwer, Nettigkeiten und Unterstützung anzunehmen. Geben und Nehmen waren in seinen Beziehungen nie im Gleichgewicht, und ihm fehlten Strategien, um das gut aufzulösen. Bei seiner Arbeit kam es außerdem zu dem einen oder anderen Konflikt mit der Kundschaft, dem Team und den anderen zuarbeitenden Branchen. Das war sehr belastend für ihn. Die Migräne nahm massiv zu und war ihm irgendwann fast willkommen, um nicht mehr zur Arbeit gehen zu müssen. Er konnte dem sozialen Kochtopf ausweichen. Die Attacken bewahrten ihn davor, sich wieder ins soziale Getümmel und die damit verbundenen Reibungen stürzen zu müssen.

Dennoch ist da dieser tiefe Wunsch nach Zusammensein, der bisher unerfüllt blieb. Die Zurückgezogenheit, mit allen Ängsten und

Sorgen, nagt an seinem Nervenkostüm, und das wiederum befeuert die Migräne. Alexander war durchgehend wie innerlich zerrissen: mit anderen zusammen sein zu wollen, ohne verletzt zu werden. Außerdem tut er sich schwer damit, neue Kontakt zu knüpfen und dafür zu sorgen, dass er von anderen nicht ausgenutzt wird. Im Moment löst sein Körper diesen Spannungszustand für ihn auf: Die Migräne »entscheidet«. Mit dauernden Kopfschmerzen bleibt er lieber zu Hause. Würde Alexander Wege finden, neue Kontakte herzustellen oder in angenehmen Austausch mit den Personen seines Berufslebens zu treten, würde sich das mit großer Wahrscheinlichkeit günstig auf sein Wohlbefinden auswirken. Wieder mehr in Gemeinschaft zu sein, kann bei chronischen Schmerzen wahre Wunder bewirken.

Das Bedürfnis nach Zusammensein ist urmenschlich. An Alexanders Geschichte zeigt sich, dass es große Auswirkungen haben kann, wenn es nicht erfüllt wird.

Sicherheit

Auch das Bedürfnis, sicher und geschützt zu sein, ist sehr wichtig für uns. Ist unser Sicherheitsgefühl dauerhaft beschädigt, kann sich das darauf auswirken, ob und in welchem Ausmaß wir Schmerzen haben. Bevor wir diesen Aspekt vertiefen, hierzu ein kleines Gedankenexperiment:

Gedankenexperiment
Der schwebende Stein

Stelle dir vor, über dir schwebte permanent ein sehr großer und schwerer Stein, wie von Zauberhand gehalten. Du weißt nicht, warum er über dir schwebt, du weißt nur, dass er da ist. Genau über deinem Kopf. Da ist ungefähr noch ein Meter Platz zwischen deinem Kopf und dem Stein, und der Brocken bewegt sich stetig mit dir mit. Er folgt dir.

Was würde dieser Zustand mit dir machen? Wie würde es dir gehen mit einem Felsbrocken über dem Kopf? Bemerkst du eine Veränderung in deinem Körper, wenn du nach oben schaust und dir vorstellst, da flöge ein riesiger Stein über deinem sonst so wohlgeschützten Haupt? Nimmst du die Situation als bedrohlich wahr?

Falls dir diese Vorstellung ein mulmiges Gefühl bereitet und vielleicht für die eine oder andere Anspannung im Körper sorgt, dann geht es dir wie vielen Menschen. Unser Körper reagiert schon allein bei dem Gedanken an ein potenzielles Risiko. Etwas, das wir im Moment nicht richtig einschätzen können und das uns dennoch gefährlich werden könnte. Dass unser Körper sich sofort bereit macht zu handeln, ist eine wichtige Reaktion. Eine vorbeugende Maßnahme, die im Fall der Fälle Leben retten kann. Oft tragen Personen mit ständigen Schmerzen eine ganze Lkw-Ladung voller Erfahrungen mit »schwebenden Steinen« mit sich herum, und viele der gefühlten oder tatsächlichen Bedrohungen waren für sie nicht vorhersehbar. Manchmal liegen die Erfahrungen lange in der Vergangenheit zurück, doch das Gefühl ist noch heute Teil des Alltags. Schwebende Steine sind Situationen, in denen das Bedürfnis nach Sicherheit enttäuscht wird. Angst und Ohnmacht spielen dabei eine wesentliche Rolle, aber nicht selten stehen diese Erfahrungen auch im Zusammenhang mit Gewalt.

Gewalt hat dabei viele Gesichter. Sie kann von körperlichen Verletzungen bis hin zu verbalen Drohungen, Herabwürdigungen oder sexuellen Übergriffen reichen. Auch medizinische Maßnahmen, selbst im Zusammenhang mit natürlichen Prozessen wie einer Geburt, können als gewaltvoll erlebt werden. Frauen, die in ihrem Leben Gewalt ausgesetzt sind oder waren, entwickeln bis zu zweimal häufiger chronische Schmerzen als Frauen ohne Gewalterfahrungen.[17] Das ist ein weltweites Phänomen.

Studien zeigen deutlich,[18] dass schwerwiegende Erfahrungen in Verbindung mit chronischen Schmerzen stehen. Wird unser Sicherheitsgefühl existenziell erschüttert, hinterlässt das nachvollziehbarerweise Spuren. Fast jede fünfte Person mit Schmerzen überall im Körper ist durch traumatische Erfahrungen belastet (21 Prozent). Zu traumatischen Erlebnissen zählen neben Gewalterfahrungen auch verheerende Naturkatastrophen, Unfälle, Todesfälle und Kriegssituationen. Bei Kopfschmerzen betrifft das rund jede/n zehnte/n Betroffene/n (12 Prozent). Menschen mit chronischen Schmerzen haben prozentual mehr Gewalterfahrungen gemacht als Menschen ohne chronische Schmerzen. Zu erleben, dass der eigene Schutz nicht mehr gewährleistet ist und ohnmächtig ausgeliefert zu sein, macht etwas mit uns. Der Körper merkt sich die Verletzungen und bleibt in einer Habachtstellung.

Für den Körper macht es dabei kaum einen Unterschied, ob es sich um ein Familienmitglied handelt, das unvorhersehbar explodiert und in seiner Wut nicht nur Geschirr zu Bruch geht, oder beispielsweise um das Arbeitsteam, das systematisch Informationen zurückhält oder absichtlich Falschmeldungen verbreitet. Der Alltag wird zum Spießrutenlauf, denn für unsere Wahrnehmung ist das alles eine (von unseren Mitmenschen ausgehende) Gefahr. Unser Innerstes ist in Alarmbereitschaft und versucht, so gut es geht, durch dieses Minenfeld hindurchzufinden. Der Körper ist im Notfallmodus. Je aktueller die Bedrohung, desto mehr nimmt er eine Schutzhaltung ein.

Die Angst *während* des Dramas und die Angst *vor* der nächsten Zuspitzung können sich dabei gleichermaßen schlimm anfühlen. Denn selbst wenn kurzzeitig wieder »Ruhe« in den Familienalltag eingekehrt ist, bleibt die unterschwellige Angst, dass die Stimmung wieder kippt – dass der nächste Angriff kommt und alles von vorne losgeht.

Sind wir dauernd in diesem Alarmzustand, kann der Körper in all der Anspannung irgendwann nicht mehr, er braucht Ruhe und Sicherheit. Der Schmerz ist dann das Signal, dass unser System überlastet ist. Nicht selten speichert unser Körper außerdem, als eine Art Körpergedächtnis, das Erlebnis als furchtbare Erinnerung ab. Gefühle von unermesslicher Angst und blankem Entsetzen werden in Form von Schmerz als Erinnerung aufbewahrt. Das passiert häufig besonders dann, wenn unsere Psyche noch nicht bereit ist, sich daran zu erinnern oder tiefgreifend damit zu beschäftigen.

Auch Franziska, eine taffe 29-jährige, studierte Sozialarbeiterin, kennt diese Ohnmacht. Die Erfahrung einer Vergewaltigung ist für sie mit einem massiven Verlust an Kontrolle und Sicherheit verbunden gewesen. Oft bleiben die Erlebnisse gerade deshalb unausgesprochen und tief im Inneren des Körpers verborgen – aus Scham und Selbstschutz. Sexuelle Gewalt und das Schweigen danach können so immense körperliche Auswirkungen haben. Insbesondere bei unerklärlichen Schmerzen im Intimbereich, also an den Geschlechtsteilen und dem Po, gibt es häufig einen Zusammenhang zu sexuellen Übergriffen.[19] Von diesem Zusammenhang zu wissen, kann entscheidend sein, um gefühlsmäßig und auf körperlicher Ebene zu heilen.

Aus dem Leben erzählt

»Ich habe Schmerzen im Bereich meiner Vulva. Meine Frauenärztin sagte mir, dass alles soweit in Ordnung sei. Rein medizinisch gesehen. Begonnen hat alles vor einem Dreivierteljahr. Ich hatte mich ein paar Monate zuvor von meinem Ex-Partner getrennt. Eigentlich war alles okay. Mir war lange unverständlich, warum ich Schmerzen hatte. Erst im Austausch mit einer Psychologin ist mir klargeworden, dass ein paar Wochen vor Beginn der Schmerzen doch nicht alles so super gewesen war. Da gab es diesen Tag, an den ich nicht mehr denken wollte. Den ich zwischenzeitlich gelöscht hatte. Mein Ex stand, Wochen nach unserer Trennung, plötzlich angetrunken vor meiner Wohnung. Er überrumpelte mich und erzwang gewaltvoll Sex. Ich war wie im Schockzustand. Wenn mich die Leute sehen, nehmen sie eine starke und selbstsichere Frau wahr. Ich bin alles, nur kein Opfer. An dem Tag schon. Die Zeit danach war ich wie eine Maschine, die automatisch ihre täglichen Aufgaben abspult. So als wäre ich eine Hülle. Eine Puppe, die so tut, als sei sie Sozialarbeiterin. Ich konnte mit niemandem darüber reden. Ich habe zwar Freunde, aber irgendwie war ich nicht mehr in meinem Inneren. Da war niemand, der etwas hätte sagen können. Wie auf Autopilot. Abgeschaltet. Erst nach ein paar Wochen bin ich aus meinem Inneren aufgetaucht. Habe meinen Körper wieder mitbekommen. Das muss ungefähr zu der Zeit gewesen sein, als es mit den Schmerzen losging. Lange Zeit war mir die Verbindung nicht klar. Mittlerweile schon. Der Überfall hat etwas mit mir und meinem Körper gemacht. Das zu wissen tut weh, und das im wahrsten Sinne des Wortes.«

Wenn unser Sicherheitsgefühl auf diese oder ähnliche Weise erschüttert wurde, braucht es viel Zeit, die Erfahrung zu verarbeiten. Oft ist es ein sehr langer Prozess, wieder Vertrauen in sich und andere zu finden. Die Schmerzen als Teil dieser einschneidenden Erfahrung zu verstehen, kann dabei ein wichtiger Schritt in Richtung Linderung sein.

Generell lässt sich sagen: Haben wir in der Vergangenheit viel Schlimmes erlebt und uns nie richtig sicher fühlen können, koppelt sich das Gefühl der Hilflosigkeit an die Schmerzen im Körper. Angst und Schmerz vermengen sich und klammern sich fest aneinander. Später im Leben, wenn theoretisch alles ausgestanden und der Körper selbst nicht mehr bedroht ist, kann es deshalb dennoch passieren, dass sich in Momenten der Angst, beispielsweise in einer Prüfung, der Schmerz im Körper meldet. Für den Körper sind Prüfungsangst und Schmerz dasselbe.

Die Erfahrung, nicht sicher zu sein, verändert uns und unseren Körper. Im Umkehrschluss heißt das: Sich sicher und behütet zu fühlen, kann enorm dazu beitragen, dass wir weniger Schmerzen haben. Fühlen wir uns geschützt und geborgen, kann sich das auf unseren Körper auswirken. Es ist dann die reinste Schmerzmedizin.

Wertschätzung

Neben unserem Sicherheitsgefühl spielt es eine große Rolle, ob wir uns im Leben wertgeschätzt fühlen. Menschen mit chronischen Schmerzen engagieren sich häufig in vielen Bereichen ihres Lebens mit ganzer Kraft. Sie geben zum Teil sehr viel mehr, als es andere tun. Immer Überstunden gemacht oder noch eine unerwartete Schicht oder noch eine extra Aufgabe übernommen. Ob bei der Arbeit oder zu Hause: Wenn aber die Anerkennung ausbleibt und kein »Danke« kommt, fühlt sich das nicht gut an. Insbesondere dann, wenn wir stets etwas mehr leisten als andere. Der Wunsch, mit all den »Opfern« und Leistungen, die wir erbringen, gesehen zu werden, ist ein tief verwurzeltes Bedürfnis. Wir alle suchen Wertschätzung. Sei es in Form eines lobenden »Toll gemacht!«, eines anerkennenden Nickens oder von Geld, Zeit und Vergünstigungen – am Ende ist *das* die Belohnung für die vielen Schweißtropfen. Bleibt die Auszeichnung, in welcher Art auch immer, aus, frustriert uns das. Die damit verbundene Unzufriedenheit wirkt sich ungünstig aus: Es werden mehr Stresshormone und weniger Glückstoffe im Körper ausgeschüttet. Der ständige Frust und alle damit verbundenen Gefühle werden zum besten Nährboden für chronische Erkrankungen,[20] unter anderem chronische Muskelschmerzen.

Viele Menschen verausgaben sich trotz fehlender Anerkennung immer weiter. Das Mantra »Wenn ich noch ein bisschen mehr aus mir herauskitzeln kann, dann reicht es vielleicht das nächste Mal, und dann sagt die Chefin etwas Wertschätzendes«, ist ein häufiger Gedanke. Mit Blick auf das langersehnte »Gut so!« arbeiten wir uns allerdings mit größter Disziplin tief in die Erschöpfung hinein.

Aber wie kommt das? Einige Betroffene kennen diese Leere durch das Ausbleiben von Lob schon von früher. Es geht zum Teil mit der Geburt los. »Meine Mutter wollte eigentlich einen Jungen. Dass ich ein Mädchen geworden bin, war ihr überhaupt nicht recht.« Solche oder ähnliche Sätze fallen in der Schmerzpsychotherapie übermäßig häufig. Schon sehr früh entsteht bei vielen Betroffenen das Gefühl, nicht zu genügen und auf eine gewisse Weise falsch zu sein. Als kleines Kind haben sie unterschwellig wahrgenommen, dass sie nicht genug waren und den Vorstellungen der Eltern nicht entsprachen. Grund kann die Geschlechtszugehörigkeit sein oder irgendeine Besonderheit. Auch Schulleistungen, Erfolge im Sportverein oder beim Spielen eines Instruments zählen dazu. Statt einem »Du bist gut so, wie du bist« kamen Forderungen und Abwertung. Viele von Schmerzen Betroffene haben schon früh verinnerlicht, sich besonders anstrengen und Leistung abliefern zu müssen, um zumindest keine Missbilligung zu erfahren. Von Lob gar nicht zu sprechen. Wer die abfälligen Sätze von damals bis heute im Ohr hat, kann davon ausgehen, dass das Bedürfnis nach Wertschätzung nicht gestillt wurde. Oft treiben uns diese inneren Stimmen noch heute an und führen dazu, dass wir uns übermäßig auspowern.

Fühlen wir uns hingegen im Alltag wohlwollend gesehen, ausreichend verstanden und akzeptiert – von uns selbst und von anderen –, dann braucht es das nicht mehr. Der freundliche Fokus auf uns selbst vergrößert unsere Entspannung und Freude. Und alles, was entspannt, ist immer auch ein Lichtblick für unseren Körper.

Freiheit

Selbst entscheiden zu können, *was* wir tun, *wie* wir es tun und *ob* wir es tun, trägt viel zu unserer Gesundheit bei. Menschen mit chronischen Schmerzen beschreiben oft das Gefühl, von außen auferlegten Zwängen zu unterliegen. Sie haben den Eindruck, nicht selbst bestimmen zu können, sondern vom Willen anderer gelenkt zu werden und kein Mitspracherecht zu haben. Bei der Arbeit gibt die Leitung vor, was zu tun ist, zu Hause die nie endende To-do-Liste aus Putzen, Waschen, Einkaufen, Kochen und Kinderbetreuung. Und natürlich sind da nicht selten die einen oder anderen Herzensmenschen, die Bitten an einen herantragen, versorgt oder besucht werden wollen. Da kann einiges zusammenkommen. Der letzte kleine Rest an Freiheit schrumpft im Laufe des Tages schnell zusammen auf den zumindest selbstbestimmten Gang zur Toilette. Und selbst daran scheitert es manchmal – Familien mit kleinen Kindern sind mit diesem Umstand bestens vertraut.

Der Wunsch, einmal weit weg zu fahren, um dort endlich für sich zu sein, hängt oft mit dem Drang nach Freiheit zusammen. Frei von Pflichten, frei von Plänen, frei von Zwängen. Die Vorstellung »einfach mal weg zu sein« oder mal wieder richtig »die Sau rauszulassen« kann ein typisches Zeichen für den unterdrückten Impuls nach Selbstbestimmung sein. Menschen, die sich eingeengt fühlen und den Eindruck haben, sich nicht so entfalten zu können, wie sie möchten, stehen permanent unter Anspannung. Die Erfahrung vieler Betroffener zeigt, dass genau dieser Stress das Schmerzerleben erheblich anschwellen lässt.

Aber auch im Umgang mit den Schmerzen spielt Freiheit eine Rolle. Leben wir zum Beispiel in einem Umfeld, das uns unterstützt, *selbst* etwas gegen die Schmerzen unternehmen zu können, dann bewirkt das, dass wir uns deutlich weniger von dem ständigen Ziehen und Zerren beeinträchtigt fühlen. Die Forschung bestätigt diesen Einfluss von Selbstbestimmung.[21] Denn sind wir pausenlos von der Hilfe anderer abhängig (und damit unfrei), erleben wir unsere Leiden noch ein Stück schlimmer und einschränkender. Sich von den Liebsten verwöhnen zu lassen, hat zwar definitiv einen Reiz. Wenn wir allerdings das Gefühl haben, dass es *nur* besser wird, wenn uns unser Schatz den Rücken massiert, ist das eher ungünstig. Ist der Lieblingsmensch nicht da, ist Panik angesagt. Besser ist, selbst aktiv zu werden und zu spüren, wie sich zum Beispiel durch tägliche Yogaübungen alles schon viel leichter anfühlt. Oder zu sehen wie

Schmerzattacken weniger werden, indem bewusst mehr entzündungshemmende Lebensmittel mit Bitterstoffen[22] auf dem Nahrungsplan stehen. Sich wirksam und selbstbestimmt zu fühlen kann eine große Wirkung entfalten. Therapien, die genau diese Erfahrung stärken, führen dazu, dass sich die Leute fitter fühlen, funktionsfähiger sind und das Leben wieder mehr genießen können.[23]

Bedürfnisse sind vielfältig. Und doch ist die Basis bei allen Menschen gleich. Wir alle brauchen Ruhe, Gemeinschaft, Sicherheit, Wertschätzung und wollen frei entscheiden können. Wie stark sich welches Bedürfnis bei uns bemerkbar macht, variiert von Person zu Person. Im besten Fall geben sie sich mit Gefühlen wie Ärger und Angst zu erkennen, im schlimmsten Fall mit mehr Schmerz im Körper. Es lohnt sich also, einen Blick darauf zu werfen.

Unsere Prägungen

Aber auch Lernerfahrungen sind eine wichtige Weiche, die bestimmen kann, wohin der Schmerzzug fährt. Jene Lernprozesse, die Einfluss auf unser Schmerzerleben haben, werden häufig unter dem Begriff »Schmerzgedächtnis« zusammengefasst. Viele haben den Ausdruck bereits gehört, doch was genau ist damit gemeint?

Lernen durch Verknüpfung

Wir alle lernen jeden Tag, indem wir verschiedene Informationen wahrnehmen und dabei abspeichern, was zusammengehört. Das können beispielsweise Verknüpfungen mit bestimmten Zeitpunkten sein oder mit der räumlichen Umgebung. Ein Klassiker für dieses Phänomen ist, wenn um zwölf Uhr der Magen knurrt. Der Körper weiß, dass es um diese Zeit immer Mittagessen gibt, und leitet vorbeugend die entsprechenden Körperreaktionen ein. Ähnliches passiert bei Schmerzen: Wenn wir zum Beispiel in der Vergangenheit im Zusammenhang mit bestimmten Orten, Personen, Uhrzeiten oder Dingen ein unangenehmes Körpergefühl erfahren haben, verbinden wir das gedanklich miteinander. Allein der Anblick eines schweren Getränkekastens kann uns dann bereits an Schmerzen erinnern und ähnliche Reaktionen verstärken. Das passiert vor allem, wenn wir schon häufig die Erfahrung gemacht haben, dass beim Hin-und-Herschleppen von Flaschenkisten unsere körperlichen Beschwerden zugenommen haben. Unser Körper hat sich das gemerkt und sendet zukünftig schon vorbeugend Achtungssignale. Lernen durch Schmerz heißt es doch so oft.

Die 61-jährige Sabine hat als Sekretärin ähnliche Erfahrungen gemacht.

Aus dem Leben erzählt

»Lange Zeit fing jeden Morgen gegen halb neun mein Rücken an zu schmerzen. Es war merkwürdig. Ganz pünktlich meldete er sich, und ich wunderte mich warum. Klarer wurde es mir erst, als ich gemeinsam mit meiner guten Freundin mal einen Blick auf den Schmerzkalender geworfen habe und sie mich fragte: ‚Sabine, was passiert denn um diese Zeit immer bei deiner Arbeit?' Da fiel es mir wie Schuppen von den Augen: Um halb neun kommt mein Chef ins Büro. Ich arbeite seit 30 Jahren in der Firma und habe seit fünf Jahren einen neuen Vorgesetzen. Als dessen Assistentin kümmere ich mich um alles, was so anfällt. Mit meinem alten Chef ging es sehr harmonisch zu, der neue hingegen ist missmutig, schimpft schnell und die Wahrscheinlichkeit, dass ich etwas falsch mache, ist sehr hoch. Wenn er da ist, muss ich immer ein bisschen auf der Hut sein.«

Sabine gerät unter Anspannung, wenn ihr Chef da ist. Sein Anblick ist für sie mit den konfliktgeladenen Erfahrungen verknüpft. Da solche Situationen für Sabine wiederholt unschön ausgegangen sind, aktiviert allein sein Erscheinen bei ihr verständlicherweise Ärger und Angst. Da diese Gefühle mit Schmerzen und innerem Stress verbunden sind, hat sich der Körper gemerkt: Chef = Ärger = Schmerz. Jeden Tag um halb neun wurde diese Verkettung unbewusst in Gang gesetzt. Das Beispiel zeigt, wie die einfachsten Verknüpfungen im Alltag eine enorme Wirkung entfalten können. Selbst eine harmlose Uhrzeit kann im Körper etwas auslösen.

Lernen durch Verstärkung

Ein weiterer wichtigerer Aspekt des Lernens ist die Frage, welche angenehmen oder unangenehmen Folgen Schmerzattacken für uns haben. So ungewöhnlich es auch klingen mag, manchmal hat es ja auch sein Gutes, wenn wir körperlich ausgeknockt sind. Wir bekommen vielleicht die Zuwendung, die sonst ausbleibt. »Leg dich doch hin, mein Herz, kann ich dir noch etwas bringen? Wie geht´s dir?« heißt es dann vielleicht. Gerade wenn es sonst wenig Raum gibt für persönliche Gespräche über das eigene Befinden, körperlich und gefühlsmäßig, kann es sehr schön sein, in solchen Momenten Aufmerksamkeit zu erhalten.

Die Schmerzen können natürlich auch dafür sorgen, dass wir eben nicht in der Lage sind, zur Arbeit zu gehen und zum Beispiel wie bei Sabine dem Chef begegnen müssen. Der Schmerz wird zum Weg, unangenehmen Situationen auszuweichen. Für den Moment ist das eine Erleichterung, was sowohl unser Körper als auch unser Geist unbewusst registriert. Das ist nichts, was absichtlich passiert, sondern wird automatisch abgespeichert. Wir lernen in solchen Momenten: »Es muss erst richtig wehtun, damit ich von anderen versorgt werde. Erst wenn der Schmerz mich arbeitsmäßig aus dem Rennen nimmt, kann ich diesem unfreundlichen Menschen aus dem Weg gehen.« Der Schmerz hat dann eine positive Folge und wird dadurch verstärkt. Durch die damit verbundenen Gefühle der Erleichterung und Freude wird dieser Zusammenhang tief in unserem Inneren hergestellt, und die Wahrscheinlichkeit, dass unser

Körper oder unsere Psyche zukünftig ähnlich reagieren (z. B. mit Schmerz), steigt erheblich.

Die entscheidende Botschaft an dieser Stelle lautet deshalb: Wir können diesen Lernmechanismus und die dahinterstehende Kraft der Freude auch zu unseren Gunsten und für weniger Schmerzen nutzen. Bringen wir unserem Körper bei, dass wir ihm auch auf anderen Wegen etwas Gutes tun können, lernt er nach und nach, dass es nicht erst weh tun muss, bevor es angenehm wird. Zeigen wir zum Beispiel unserem Herzblatt klar und deutlich, dass wir uns wieder mehr Nähe und Austausch wünschen, können schöne Erlebnisse ganz unabhängig von unserem Schmerzzustand entstehen. Wir entkoppeln dadurch die Schmerzen von den angenehmen Gefühlen.

Lernen durch Vorbilder

Wie unsere Eltern oder andere Vorbilder in unserer Kindheit mit Schmerzen umgegangen sind, prägt uns ein Leben lang. Wesentlich ist, wie sie auf ihre *eigenen*, aber auch auf *unsere* Schmerzen reagiert haben. Durchhalteparolen wie: »Jetzt mal Zähne zusammenbeißen und durch« oder »Nur die Harten kommen in den Garten« bestimmen in vielen Familien den Umgang mit Schmerzen. Das kindliche Hirn saugt diese Lebensregeln und das damit vorgelebte Verhalten förmlich auf nach dem Motto: Wenn die Mutter oder der Vater das sagen, muss etwas dran sein. Weint die elterliche Bezugsperson bei Schmerzen nicht, sucht keinen ärztlichen Rat oder nimmt sich auch nicht in irgendeiner Form zurück, steigt die Wahrscheinlichkeit, dass das Kind sich ähnlich verhält. Als Vorbilder leben unsere Eltern uns als Kindern einen Umgang vor, den wir spiegeln und nachahmen. Deshalb ist es nicht verwunderlich, dass wir mit jedem »Hab dich nicht so« ein Stück mehr verinnerlicht haben, den eigenen Körper weniger ernst zu nehmen.

Aber auch das andere Extrem kann der Fall sein. Eltern, die übermäßig stark reagieren, und das bereits bei den kleinsten Wehwehchen, beeinflussen ihre Kinder in ihrem Körpererleben ebenfalls. Wenn bei jedem kleinen Ziehen und Zerren das Schmerzmittel gezückt wurde oder der Gang zur Notaufnahme schon vorprogrammiert war, macht das etwas mit den Kleinen. Kinder lernen dadurch: »Sobald etwas im Körper anders ist, muss das mit allen Mitteln bekämpft werden. Das ist schlimm. Die Auffälligkeiten müssen schnellstmöglich beseitigt werden.« Leben unsere Eltern uns diesen Weg vor, ist es verständlich, wenn wir auch als Erwachsene schon bei kleinen Auffälligkeiten mit Verunsicherung reagieren und vorschnell zu Schmerzmitteln greifen. Wir scannen vielleicht viel häufiger unseren Körper ab, um genau zu prüfen, ob etwas auffällig ist, denn wir haben den angstvollen Blick der Eltern auf unseren eigenen Körper übernommen. Haben uns die wichtigsten Bezugspersonen unserer Kindheit diese Vorgehensweise vorgelebt, steigt die Wahrscheinlichkeit, dass wir selbst später Schmerzen ähnlich übervorsichtig entgegentreten.

Was unser Körper lernt: Empfindsamkeit

Viele denken: Wer ständig Schmerzen hat, ist irgendwann daran gewöhnt und abgehärtet und müsste doch eigentlich viel mehr aushalten können, oder? Tatsächlich ist es jedoch genau andersherum: Wer oft und viele Schmerzen hat, wird körperlich empfindsamer für Schmerzen. Rein biologisch sind bei Menschen mit chronischen Schmerzen die Schmerzfühler (die Nozizeptoren), zum Beispiel in der Haut, deutlich sensibler. Das betrifft zum einen den direkten Bereich rund um die angespannte, geschädigte oder entzündete Stelle am Körper. Dort werden insbesondere Temperaturunterschiede viel stärker wahrgenommen.[24] Zum anderen werden aber auch die Nervenbahnen im Rückenmark und das Gehirn selbst viel sensibler für die Verarbeitung von Signalen. Leichte Berührungen können dadurch zu Schmerzen werden. Vor allem Menschen mit Schmerzen im ganzen Körper beschreiben, dass schon ein leichtes Streifen über die Haut weh tun kann. Auch Betroffene mit komplexen Schmerzen in Händen oder Füßen (Komplexes Regionales Schmerzsyndrom (CRPS); siehe Seite 17) haben diese überstarke Empfindsamkeit. Nur, warum ist das so?

Jede Person, die schon einmal von einem Einbruch in der Wohnung betroffen war, kennt das. Wir haben nachts im Dunkeln viel eher das Bedürfnis, lieber dreimal mehr hinzuhorchen, wenn es draußen im Flur knackt oder raschelt. Vielleicht stehen wir sogar nach dem zweiten Mal auf und überzeugen uns davon, dass draußen alles in Ordnung ist. Vorsicht ist besser als Nachsicht. So ähnlich ist es mit unserem schmerzgeplagten Körper auch. Vor dem Hintergrund der schon oft erlebten Schmerzen sendet er dreimal häufiger Alarm. Nur, um sicher zu gehen, dass wirklich nicht wieder etwas passiert. Der Körper will gewappnet sein, für den Fall der Fälle. Lieber ein verfrühtes Warnsignal als zum Beispiel schon wieder ein Unfall mit Beinbruch.

Häufig gibt es bei dieser Form der Sensibilisierung einen Zusammenhang zu traumatischen Erfahrungen. Menschen mit schwierigen und massiv bedrohlichen Erlebnissen in ihrer Vergangenheit neigen zu einer höheren Empfindsamkeit.[25] Der Körper speichert den Schmerz vergangener Torturen ab und bleibt auf biologischer Ebene wachsam. Automatisch wollen wir uns schützen. Mit Blick auf die Geschichte des Menschen über die Jahrtausende hinweg zeigt sich, dass insbesondere diejenigen den Gefahren strotzen und sich fortpflanzen konnten, die wachsam waren und deren Nervensystem schnell zu erkennen gab: »Hier stimmt etwas nicht!« Die Empfindsamkeit ist also eine begründete Strategie der Natur und unseres Körpers, die ursprünglich unserem Überleben diente.

Die Zwiebel

Schauen wir auf das, was wir tun, denken, fühlen, brauchen und gelernt haben, lässt sich festhalten: Dabei kommt vieles zusammen. Es gibt Einflüsse, die das Schmerzerleben verstärken, und solche, die es lindern können. Die große Bandbreite an Faktoren macht aber auch Hoffnung: Wir können deren Wechselwirkungen gestalten und formen. Wir können etwas bewegen – allein oder mit Unterstützung von außen.

Wie bei einer Zwiebel können wir uns Schicht um Schicht vorarbeiten. Von außen nach innen. Die äußerste Schicht ist der Körper, ihn können wir berühren und spüren, er ist unsere Schale. Die darunterliegenden Schichten bringen uns unserem Verhalten näher. Also allem, was wir so tun. Tatsächlich verhalten wir uns oft auf eine bestimmte Art und Weise, weil wir bestimmte Gedanken haben. Auch diesem Zusammenhang können wir uns widmen. Unsere Gedanken werden häufig in Bewegung gesetzt, weil wir etwas Bestimmtes fühlen. Noch eine Schicht tiefer. Und interessanterweise fühlen wir, wie wir fühlen, weil sich unter dieser Schicht mit großer Wahrscheinlichkeit ein Bedürfnis meldet. Der Kern, ganz im Inneren, als etwas, das gehört und gestillt werden möchte.

Lass uns das Zwiebelprinzip einmal an einem Beispiel durchdenken: Tinas Kopf tut weh (Körper). Sie hat heute in der Besprechung nicht ihre Meinung gesagt. Sie hat geschwiegen (Verhalten). Nun kreist sie gedanklich die ganze Zeit um die Frage, was sie hätte sagen können, insbesondere, weil das Thema der Besprechung ihren Arbeitsalltag direkt betrifft. Jetzt wurde in der Sitzung alles ganz anders entschieden, als es für sie hilfreich gewesen wäre. Sie fragt sich, warum ihr die Argumente nicht da schon eingefallen sind (Gedanken). Dahinter stecken Ärger und Angst. Ärger auf sich selbst und aufgrund der Entscheidung, die gefällt wurde. Angst, wie sie ihre Aufgaben unter den neuen Umständen bewältigen kann (Gefühl). Und ganz tief im Inneren verbirgt sich der nachvollziehbare Wunsch, mitbestimmen zu können und die Kontrolle über die täglichen Abläufe zu behalten. Auch das Bedürfnis gesehen und verstanden zu werden, ist klar erkennbar (Bedürfnis).

Vielleicht bist du bisher auf der Körperebene unterwegs gewesen. Das ist vollkommen normal. Viele Behandlungen fokussieren auch lediglich darauf. Doch wir können uns nun erlauben, zusätzlich noch etwas tiefer zu schauen. Die Zwiebelschichten darunter wahrzunehmen. Abzulösen bis zum Kern. Sich die Ängste und den Ärger vornehmen. Wir können beginnen, darüber nachzudenken, wie wir den darunterliegenden Wünschen mehr Platz in unserem Leben verschaffen können. Setzen wir tief im Inneren an, kann sich langfristig etwas verändern. Unsere Gefühle vermitteln dabei entscheidend. Gemeinsam mit dem Schmerz sagen sie uns, dass wir bereit sind, Schale um Schale abblättern, um dort im Untergrund endlich hilfreiche Lösungen zu finden.

Was bewirken Gefühle im Körper?

Glücklicherweise wird der Mensch in der Medizin zunehmend mehr als Ganzes wahrgenommen. Den meisten Behandelnden ist klar: Wenn es um unsere Gesundheit geht, muss auf unterschiedlichen Ebenen geschaut werden. Aus diesem Grund achtet auch die *Schmerz*medizin heute stärker auf psychologische Faktoren. Und dazu gehört das Gefühlsleben der Betroffenen. Unsere Gefühle beeinflussen unseren Körper und damit auch die Schmerzen. Und das auf sehr vielfältige Weise. Doch was passiert da genau?

Reaktionen im Körper

Jede Gefühlswelle löst ein gewisses körperliches Echo aus. Viele Organe und Körperstrukturen reagieren darauf überraschend feinfühlig.

Herzschlag

Durch Gefühle wie Angst oder Ärger verändert sich unser Herzschlag. Das Herz schlägt häufiger pro Minute. Bei langandauernden Gefühlsturbulenzen verändert sich die Herzrate weniger und bleibt durchgehend hoch.[1] Sind wir ausgeglichen, gibt es eine deutlich größere Bandbreite an Herzfrequenzen – mal schlägt das Herz schneller, mal langsamer.

Bei starken Gefühlen aktivieren wir eine Art Überlebensmodus. Wir bleiben dauerhaft auf einem hohen Erregungslevel. Dabei läuft ein tief verankertes Programm ab. Durch das schnellere Herzklopfen versucht der Körper, alle überlebenswichtigen Regionen mit ausreichend Sauerstoff und Nährstoffen zu versorgen. Das ist ein wichtiger Mechanismus, um schnell handeln zu können. Wir reagieren automatisch mit Kampf, Flucht oder Erstarren/Verstecken. Es geht darum, unser Überleben zu sichern.

Das Problem dabei: Kommen wir von unserem Ärger nicht mehr weg, pumpt das Herz konstant weiter. Die Folge: Wir können uns nicht mehr richtig erholen. Das Herz schlägt und schlägt und bleibt im Ausnahmezustand. Das ist für sich genommen nicht schmerzhaft, doch das Dauerklopfen verhindert, dass wir wieder in einen entspannten Zustand zurückfinden. Aber gerade den brauchen wir. Nur in Regenerationsphasen kann unser Körper Heilung erfahren. Nur in der Entspannung wird unser Immunsystem aktiver. Auch Entzündungen werden im Körper vorwiegend in diesen entspannten Zeiten abgebaut und spielen bei Schmerzen eine wichtige Rolle.

Atem

Bei starken Gefühlen atmen wir auch anders. Unsere Atmung wird bei großer Angst schneller.[2] Der Grund dafür ist denkbar einfach: Je mehr Sauerstoff wir aufnehmen, desto besser funktionieren unser Gehirn und unsere Muskeln. Die Angst versetzt unseren Körper in Reaktionsbereitschaft, denn es geht für uns ums Überleben.

Hört das Gefühl nicht auf und atmen wir über längere Zeit gleichbleibend häufiger ein und aus, wird der Körper müde. Er verringert die Atemtiefe, wir atmen flacher. Die Lunge füllt sich nur noch unvollständig mit Luft, und wir atmen deutlich weniger Sauerstoff ein. Insbesondere bei Migräne wird dieser Zusammenhang sichtbar: Zu wenig Sauerstoff im Gehirn erhöht die Wahrscheinlichkeit, dass der Kopf in die Überlastung kippt. Deswegen empfehlen viele Behandelnde in solchen Fällen auch ein vorbeugendes Ausdauertraining an der frischen Luft. Es geht darum, für mehr Sauerstoff zu sorgen.

Muskelanspannung

Die Wissenschaft zeigt, dass unsere Muskeln schon bei den leisesten Gefühlswallungen reagieren: Die Muskelanspannung steigt insbesondere bei starken Gefühlen[3] wie beispielsweise Ärger.[4] Unsere Muskeln sind wie die besten Wachhunde, die sofort anschlagen, wenn irgendetwas anders ist als gewohnt. Genau wie bei den kläffwütigen Vierbeinern bringt sich unser Körper durch das Anspannen der Muskeln in eine Kampf- oder Fluchthaltung. Rein evolutionär gesehen ist das sehr klug. Wir wissen ja nicht, was kommt, und wenn uns etwas ärgert, kann schließlich lange unklar bleiben, ob und wie wir uns verteidigen müssen. Eine attackierfreudige Kollegin hier, ein abwertender Chef dort – da heißt es, wachsam sein und allzeit bereit. Das Gleiche gilt für die Angst. Fürchten wir uns, spannen wir automatisch die Muskeln an und werden so in die Lage versetzt, jederzeit weglaufen zu können. Oder wie erstarrt zu warten, bis die bedrohliche Situation vorbei ist, um möglichst unentdeckt zu bleiben. Eine betrunkene Person nachts auf der Straße, die aufdringlich wird, oder der Schreckmoment auf der Autobahn, wenn der Reifen platzt: Sofort spannen sich die Muskeln an.

Und das ist nur die Reaktion auf einmalige Ereignisse. Was muskulär passiert, wenn wir andauernd unterschwellig Angst haben, lässt sich dann an einer Hand abzählen. Häufig entwickeln wir dauerhafte Ängste im Zusammenhang mit Personen, die uns körperlich überlegen sind oder unberechenbar erscheinen und sich täglich in unmittelbarer Nähe zu uns aufhalten (zum Beispiel im selben Haushalt leben). Die Muskelanspannung wird unter solchen Umständen chronisch, und wir haben das Gefühl, als krampften sich unsere Muskeln permanent zusammen. Schließlich gehen die verhärteten Muskeln in einen Zustand dauerhaften Schmerzes über.

Körperhaltung

Gefühle beeinflussen außerdem unsere Körperhaltung. Ob es der eingefallene Oberkörper ist, bei Traurigkeit, oder die hochgezogenen Schultern bei starker Angst – unsere Gefühle sind wie Puppenspielende, die mit den Fäden die Position einer Marionette bestimmen. Schon allein die Sitzhaltung verändert sich in Abhängigkeit von Freude, Ekel oder Ärger nachweislich.[5] Mit Hilfe von Sensoren konnte die Belastung von Stuhlflächen erfasst werden. Je nach Gefühl und der damit verbundenen Körperhaltung der Person, die darauf Platz nahm, wurden bestimmte Teile des Stuhls mit mehr oder weniger Gewicht belastet. Und nicht nur im Labor, auch im Arbeitsumfeld zeigten sich diese deutlichen Unterschiede in der Körperhaltung.[6] Frustrierte Mitarbeitende saßen beispielsweise deutlich näher am Bildschirm und damit näher an der Stuhlkante, während entspannte und freudige Menschen sich eher hinten anlehnten.

Nerven

Intensive Gefühle haben nicht nur auf unsere Muskeln und unsere Haltung Auswirkungen, sondern auch auf unsere Nerven. Sie können in unserem Nervensystem kleine »Mini«-Entzündungen hervorrufen.[7] Nerven werden bei belastenden Gefühlen und Aufregung stark aktiviert. Sie überhitzen förmlich, wie der lateinisch-medizinische Begriff für Entzündung: »Inflammation« – es steht in Flammen – passend beschreibt. Solche Nervenfeuer sind vergleichbar mit einer alltäglichen Entzündung, zum Beispiel hervorgerufen durch einen Splitter im Finger. Die Wunde wird rot, schwillt an, ist heiß und kann sehr schmerzhaft sein. So ähnlich funktionieren auch diese Mini-Entzündungen im Gehirn oder in den Nerven in abgeschwächter Art und Weise, und ebenso wie die entzündliche Wunde durch einen Splitter kann auch die Nerven-Inflammation sehr schmerzhaft sein.

Entzündungen

Entzündungen sind bei chronischen Schmerzen generell von Bedeutung.[8] Sie sind Freud und Feind zugleich.[9] Alle entzündlichen Prozesse sind darauf ausgerichtet, Heilung anzuregen. Gleichzeitig verstärken sie die sensible Wahrnehmung der betroffenen Körperstellen. Die damit verbundenen Schmerzen können zum Teil als Folge des Dauerfeuers im Bauch, Gehirn oder in den Gelenken verstanden werden. Aus diesem Grund konzentrieren sich einige medizinische Therapien bewusst darauf, die rot feuernde Überhitzung abzumildern. Unabhängig davon, ob in den Behandlungen auf schulmedizinische Kortison-Medikamente oder naturheilkundliche Brennnesselextrakte[10] zurückgegriffen wird – viele Mittel versuchen, Entzündungen und damit verknüpfte Schmerzen zu reduzieren.

Die Forschung zeigt, dass es sich lohnt, auch auf der Gefühlsebene zu schauen, was sich da machen lässt. Menschen, die in der Lage sind, ihre Gefühle zu verstehen und darauf einzugehen, haben weniger Entzündungen im Körper.[11] Und das nicht nur in den Nerven, sondern auch in anderen Körperregionen. Mit Hilfe der Bestimmung eines Entzündungsproteinwertes, dem in der Leber gebildeten C-reaktiven Protein (CRP), kann im Blut nachgewiesen werden, wie stark unser Körper mit entzündlichen Prozessen zu kämpfen hat. Die Konzentration dieses Eiweißes ist bei herausfordernden Gefühlen deutlich höher, als wenn wir uns in Entspannung befinden. Vor dem Hintergrund, dass Entzündungen bei chronischen Schmerzen oft eine Rolle spielen, kann an dieser Stelle festgehalten werden: Angst, Ärger und Traurigkeit auf gesunde Weise zu bewältigen, kann Entzündungen und damit auch Schmerzen reduzieren. Faszinierenderweise brauchen diejenigen, die gut mit Gefühlen umgehen können, egal ob mit oder ohne chronische Schmerzen, generell weniger ärztlichen Kontakt. Sie verbringen weniger Zeit im Krankenhaus und brauchen weniger Medikamente.[12]

Bindegewebe

Gefühle bewirken aber noch mehr. Sie haben erheblichen Einfluss auf unser Bindegewebe.[13] Also all das, was unsere Muskeln, Organe und Blutgefäße im Inneren unseres Körpers umhüllt. Fachleute sprechen dabei von dem Fasziensystem. Wie ein übergroßer schützender Kokon umgibt und verbindet es Muskeln, Organe und Knochen. Wenn wir sehr gefühl*voll* sind, also *voll* von starken Gefühlen, dann verändert sich die Konsistenz des Faziensystems. Es wird zu einer Art übergroßem zähem Kaugummi. Zieht sich das Gewebe zusammen, können sich Organe, Muskeln, Sehnen und Nerven verschieben. Zusammengepappt und verklebt haben es die Muskeln und Organe viel schwerer, zu arbeiten. Das große Ziehen und Zerren im Inneren kann dadurch sehr viel anstrengender bis unerfreulich werden. Dass das letztlich Öl in das innere Schmerzfeuer gießt, ist dabei sehr nachvollziehbar.

Glücksstoffe im Körper

Tatsächlich passiert noch viel mehr in uns. Freude, Angst, Ärger, Traurigkeit und Co. entscheiden darüber, wie viele Glücksbotenstoffe im Körper ausgeschüttet werden. Diese sogenannten »Neurotransmitter« sind Botenstoffe, die wie Briefe von einem Ort zum nächsten verschickt werden. Die kleinen Helfer unterstützen unsere Körperschaltstellen dabei, sich untereinander abzusprechen. »Neuro« heißt hier, dass diese Form der Kommunikation im Gehirn, Rückenmark und in den restlichen Nerven unseres Körpers passiert. Die Neurotransmitter sind entscheidend dafür verantwortlich, wie stark oder schwach wir Schmerzen erleben: Je mehr Glücksbotenstoffe, desto weniger Schmerz.

Die wichtigsten Neurotransmitter sind Folgende: Endorphin, Serotonin und Noradrenalin. Auch der bereits beschriebene Kuschelbotenstoff Oxytocin (siehe Seite 47) zählt zu den »Glücksstoffen des Körpers«.

Schauen wir uns nun die anderen drei Glücksstoffe unseres Körpers einmal genauer an.

Endorphin

Endorphin ist ein endogenes Opioid, also ein inneres Schmerzmittel, das der Körper selbst produziert. Es wird von verschiedenen Strukturen im Gehirn gebildet und ausgeschüttet, beispielsweise von der Hirnanhangdrüse.[14] Über die Blutbahn, das Nervenwasser, welches das Gehirn und das Rückenmark umgibt, und unser Gewebe wird das Endorphin im Körper verteilt. Endorphin kann in Überlebenssituationen entscheidend dabei helfen, das Ganze zu überstehen, denn es sorgt dafür, dass wir Schmerzen erst einmal nicht spüren. Diese besondere Substanz ermöglicht es uns, dass wir – trotz massiver Verletzung – in der Lage bleiben, uns aus einer hoch gefährlichen Situation zu retten und trotz schwerster Verwundung, beispielsweise nach einem Autounfall, fähig sind, uns aus dem Auto zu befreien. Verunfallte erzählen rückblickend immer wieder von solchen Situationen, verwundert, dass sie es geschafft haben. Das ging dank der Endorphine, die selbst schlimmste Schmerzen hemmen, und dank des Adrenalins, einem Hormon, das in solchen Momenten alle Kraftreserven zusammenrafft, mit dem Ziel zu überleben.

Auch das »Runner's High«, ein Hochgefühl, das Menschen bei intensivem Lauftraining erleben, kann auf Endorphin zurückgeführt werden.[15] Das erklärt, warum manche von ihnen fast suchtartig zum Marathonlauf antreten. Endorphin macht glücklich und drängt den Schmerz in den Hintergrund. Genau aus diesem Grund können Schmerzmedikamente, die aus einer ähnlichen Substanz bestehen, abhängig machen. Die sogenannten »Opioide« (z. B. Morphin, Fentanyl) sind deshalb verschreibungspflichtig. Sie gelten in Deutschland als Betäubungsmittel. Bei diesen Medikamenten kommt es entscheidend darauf an, wie und *wann* sie eingenommen werden.[16] Gerade weil sie auch auf unsere Stimmung einwirken, braucht es klare Einnahmeregeln, damit die Einnahme nicht zur Sucht wird. Unabhängig von dem Medikament in Tablettenform besitzen wir alle unseren ganz eigenen Opioidvorrat. Wie viele Endorphine, also unsere körpereigenen Opioide, ausgeschüttet werden, verändert sich nach einer erfolgreichen Schmerztherapie, zum Beispiel mittels Akupunktur, bei der bestimmte Körperpunkte mit hauchfeinen Nadeln angeregt werden, nachweislich.[17]

Unsere Endorphine beeinflussen Gehirnareale, die gleichermaßen bei Gefühlen wie Schmerzen beteiligt sind,[18] und tragen in nicht unerheblichem Ausmaß dazu bei, wie wir ständige Beschwerden im Körper erleben. Oft werden Endorphine in Abhängigkeit davon ausgeschüttet, welche Gefühle wir gerade in uns tragen. Leute, die zu Ärger neigen, schütten deutlich weniger Endorphine aus. In einem Laborexperiment wurde das gezielt nachgewiesen.[19] Dafür wurden aus gesunden Personen zwei Gruppen gebildet. Eine Gruppe wurde gebeten, an eine kürzlich erlebte ärgerliche Situation zu denken und in einem Interview davon zu berichten. Die andere Gruppe sollte erzählen, welche Lebensmittel sie typischerweise isst. Bei allen Versuchspersonen wurde daraufhin am Finger oder am Arm künstlich ein unangenehmer Druck erzeugt und das Schmerzerleben erfragt. Dabei zeigte sich: Die Ärgerlichen hatten mehr Schmerzen. Die Forschenden konnten nachweisen, dass bei ihnen sichtbar weniger Endorphin messbar war, was den Schmerz hätte hemmen können.

Serotonin

Serotonin ist ein ähnlich wichtiger Botenstoff wie Endorphin. Dieser besondere Neurotransmitter kommt in unserem Nervensystem, im Darm und im Blutkreislauf vor. Das meiste Serotonin wird im Darm gebildet und von dort in die Blutbahn abgegeben. Unsere Blutplättchen, die Zellen, die im Blut herumschwirren, speichern das Serotonin ab.[20] Sie transportieren es dorthin, wo es gebraucht wird. Serotonin hat viele Aufgaben. Es sorgt dafür, dass wir Appetit haben und wach sind. Auch für eine gleichbleibende Körpertemperatur ist es von Bedeutung. Es spielt beim Lernen und für unser Gedächtnis eine wichtige Rolle.[21] Außerdem kümmert sich der Botenstoff darum, dass wir sorgenfrei, glücklich und zufrieden sind.

Wird er verstärkt produziert und ausgeschüttet, hat das einen Einfluss auf unsere Stimmung. Wir haben weniger Ängste und fühlen uns gefühlsmäßig stabil.[22] Im wahrsten Sinne des Wortes ist Serotonin ein Glücksstoff. Deswegen ist es nicht verwunderlich, dass Störungen im Serotonin-Haushalt mit psychischen Erkrankungen in Verbindung stehen.[23]

Viele Lebewesen und auch Pflanzen, die wir essen, produzieren Serotonin. Walnüsse und Kakaobohnen[24] sind beliebte pflanzliche Lebensmittel, die einen hohen Serotoningehalt haben. Das erklärt auch, warum sich viele stark zu schokoladigem Naschkram hingezogen fühlen. Es geht dabei um Glücksgefühle. Und nicht nur die Stimmung wird von Serotonin beeinflusst, sondern auch das Schmerzerleben. Der Neurotransmitter hemmt das Schmerzsignal, das von den entdeckenden Fühlern im Körper, den Nozizeptoren, über die aufsteigenden Nervenbahnen zum Gehirn geschickt wird.[25] In Situationen, in denen wir glücklich sind, spüren wir deshalb unsere Beschwerden weniger. Das aktivierte Serotonin sorgt dafür.

Auch hier probiert die Medizin, die besondere Wirkung von Serotonin durch bestimmte Medikamente zu nutzen. Es gibt Schmerzmittel, die gezielt versuchen, auf die Freisetzung von Serotonin im Körper Einfluss zu nehmen. Sehr gerne eingesetzt werden zum Beispiel die Wirkstoffe Duloxetin und Venlafaxin. Häufig werden diese Arzneien zur Behandlung von schweren Depressionen verschrieben. Auch in der medikamentösen Schmerzbehandlung sind sie aufgrund ihrer serotoninbezogenen Wirkung sehr beliebt. Viele dieser Schmerzmittel verändern nicht nur unseren körpereigenen Serotonincocktail, sondern wirken auch auf einen weiteren wichtigen Transmitter: das Noradrenalin.

Noradrenalin

Noradrenalin ist ein Signalstoff des Körpers, der in der Nebenniere und in bestimmten Nervenzellen produziert wird. Es tritt als Stresshormon im Blut und gleichzeitig als aktivierender Neurotransmitter in Erscheinung, fokussiert unsere Aufmerksamkeit und pusht unseren Blutdruck. In Momenten, in denen es ums Ganze geht, kann Noradrenalin, genau wie Adrenalin, der große Bruder des Noradrenalins, lebensentscheidend sein. Stimmt etwas nicht mit der Ausschüttung von Noradrenalin in den Nerven, kann das zu Gedächtnisschwund (Alzheimer, Demenz) und nervenbedingten Störungen von Bewegungen (Parkinson) führen.[26] Aber auch beim Schmerz spielt Noradrenalin eine Rolle. Die Forschung zeigt, dass dieser besonders anregende Botenstoff zum Beispiel auf die Gefäße im Gehirn einwirkt. Das wiederum hat großen Einfluss darauf, ob und wie beispielsweise Kopfschmerzattacken entstehen.[27]

Der vitalisierende Transmitter ist außerdem daran beteiligt, schmerzauslösende Signale weiterzuleiten. Auch hier, ähnlich wie bei Serotonin, entscheidet die Konzentration des Stoffes darüber, wie intensiv die Informationen von den Nozizeptoren an Knie, Schulter und Co. bis hoch zum Gehirn transportiert werden. Ist viel Noradrenalin im Rückenmark unterwegs, hemmt das die Weiterleitung der Schmerzimpulse und der Schmerz fühlt sich deutlich schwächer an.[28] Noradrenalin ist quasi wie der beste Türsteher der Welt: Mit seinem klaren »Du kommst hier nicht rein!« lässt es nur ausgewählte Impulse bis zum Obergeschoss durch. Alles andere muss draußen bleiben.

Interessanterweise teilen sich Schmerz und Gefühl nicht nur die gleichen Neurotransmitter, sondern auch bestimmte Areale im Gehirn. Da gibt es einige Überlappungen,[29] als wären sie Teil einer Wohngemeinschaft im Oberstübchen. Sie sind sich dabei so nah, dass sie sich nicht nur dieselbe Wohnung teilen, sondern manchmal sogar dasselbe Zimmer. Sowohl Schmerz als auch Gefühle werden in ein und denselben Gehirnbereichen erfahren.

Gehirnregionen für Schmerz und Gefühl

Zwei dieser wichtigen Strukturen mit Doppelfunktion schauen wir uns jetzt einmal beispielhaft etwas genauer an.

Amygdala

Das prominenteste Beispiel ist die Amygdala, von der wir bereits kurz im Kapitel »Das Schmerzpuzzle« gehört haben. Sie ist eines der Areale im Gehirn, die für Schmerz und Gefühlsleben gleichermaßen bedeutsam sind. Die mandelförmige Zusammensetzung verschiedener kleiner Kerne, die in jeder Gehirnhälfte jeweils einmal auftaucht, hilft uns, Stress und Gefühle zu verarbeiten. Ihre Schaltkreise analysieren die Gefühlsinformationen und bringen sie mit früheren Erfahrungen in Verbindung. Je nachdem, wie die Signale bewertet werden, leitet die Amygdala die passende Reaktion im Körper in die Wege. Gerade bei Hinweisen, die in der Vergangenheit mit Angst gekoppelt waren, reagiert die Amygdala direkt: Jeder vorbeilaufende Hund kann beispielsweise diese besondere Gehirnstruktur zum Überschäumen bringen. Sie merkt sich frühere beängstigende Situationen, wie eben den beißenden Nachbarshund, und überträgt das Erlebte auf potenziell ähnliche Umstände. Dann kann auch der Anblick eines eigentlich freundlichen Hundes dazu führen, dass die Amygdala »kocht«. Der Mechanismus ist sehr tief in uns verankert – als wichtiger Selbstschutz.

Neben der Gefahreneinschätzung unterstützt uns die Amygdala dabei, dass wir uns mit Schmerzsignalen auseinandersetzen. Sie checkt frühere Erfahrungen ab und entscheidet, was zu tun ist: Kampf oder Flucht oder »alles gut«? Je nachdem setzt sie im restlichen Teil des Gehirns und in unserem Körper die entsprechenden Reaktionen in Gang.[30] Wie nah Schmerz und Gefühl in der Amygdala beieinander liegen, zeigt eine Studie, in der mit bildgebenden Verfahren die Aktivität der Amygdala erfasst wurde: Menschen, die gut mit Gefühlen umgehen können, können auch ihre Schmerzen stärker beeinflussen.[31] Das war unter anderem daran erkennbar, dass die Amygdala deutlich weniger aktiv war bei den Personen, die herausfordernden Gefühle kompetent begegnen konnten.

Insula

Eine weitere Struktur, die sowohl für schmerzvolle als auch gefühlsintensive Erfahrungen zuständig ist, ist die sogenannte »Insula«, auch bekannt als Insellappen oder -rinde. Diese Gehirnregion bestimmt stark, *wie* wir Schmerzen erleben. Personen, die in diesem Bereich eine Störung oder Verletzung haben, interpretieren Schmerzen häufig nicht als Bedrohung. Ein berühmtes Fallbeispiel aus den 1930er-Jahren ist die Geschichte des achtjährigen Richard.[32] Der Junge schaute damals auf seinen blutenden Finger und fragte seinen Vater, ob »das« jetzt weh tue. Solche und viele ähnliche Momente hätte er wohl seit der Geburt gehabt. Ihm fehlte die Information der Insula, die sagte: »Ohhh, das ist jetzt schlimm. Schnell, etwas unternehmen!« Die anderen Bereiche der Schmerzverarbeitung, zum Beispiel die Nozizeptoren, funktionierten wunderbar beim kleinen Richard, »nur« die gefühlsmäßige Verarbeitung von Schmerzen war gestört. Dadurch blieb die automatische Schutzreaktion aus. Diese Einschränkung der Insula, die sich »Schmerzasymbolie« nennt, birgt die große Gefahr, dass betroffene Personen Wunden nicht die nötige Beachtung schenken. Sie verletzen sich häufiger und reagieren nicht so schnell und angemessen, wie es nötig wäre.

Während der hintere Teil der Insula die Intensität und den Ort der Schmerzen im Körper verarbeitet, ist der vordere Teil für die emotionale Einschätzung zuständig.[33] Die Insula erkennt bestimmte Regungen im Körper und hilft uns, die verstärkten Signale von Herz, Lunge und Muskeln den passenden Gefühlen zuzuordnen. Auch Berührungen und Gerüche interpretiert sie, wodurch Gefühle wie Ekel und Zuneigung entstehen können. Untersuchungen haben ergeben, dass Menschen nach einem Schlaganfall im

Bereich der Insula Gefühle schwerer wahrnehmen können.[34] Das zeigt, dass die Insula auch wesentlich daran beteiligt ist, Gefühle zu erkennen. Gleichzeitig feuert sie, wenn wir Schmerzen haben, und ist damit, genau wie die Amygdala, für beides wichtig.

Neben Insula und Amygdala sind noch einige andere Areale im Gehirn mit doppelten Aufgaben betraut. Auch das periaquäduktale Grau oder der anteriore cinguläre Cortex kümmern sich sowohl um Schmerz als auch um Gefühle.[35] Die Anatomie bestätigt, was wir mittlerweile längst gespürt haben: Schmerz und Gefühl gehören irgendwie zusammen. Haben wir Angst oder Ärger, werden Amygdala und Co. aktiv.

Weil viele Gehirnbereiche außer der Verarbeitung von Gefühlen gleichzeitig auch unser Schmerzerleben mitbestimmen, kann das Gehirn die beiden manchmal kaum unterscheiden. Es kommt zu einer Art Überlappung von Signalen und noch schlimmer: zur Verwechslung. Wie der Versuch einer alten Großtante, die eineiigen Zwillinge in der Familie auseinanderzuhalten, wissen oft auch die Insula und ihre Bekannten im Gehirn nicht immer so ganz genau, was oder wen sie vor sich haben.

Das könnte auch ein Grund dafür sein, warum sich zum Beispiel Liebeskummer manchmal so körperlich anfühlt. In Studien zeigte sich, dass das Gefühl, von anderen abgelehnt zu werden, nachweislich genau die Gehirnregionen ankurbelt, die auch aktiviert werden, wenn wir Schmerzen erleben.[36] Von anderen ausgeschlossen zu werden, tut unserem Gehirn ähnlich weh, als würden wir uns zum Beispiel schmerzhaft verbrennen. Es ist daher nachvollziehbar, wenn Situationen, in denen wir uns durch andere ausgegrenzt oder abgelehnt fühlen, chronische Schmerzen verstärken können.

Zusammenzufassend können wir festhalten: Wenn sich unser Gefühlsleben in herausfordernder Art und Weise meldet, reagieren das Herz und die Atmung. Die Muskeln spannen sich, die Nerven sind im wahrsten Sinne des Wortes gereizt, Entzündungen werden begünstigt, und das Bindegewebe verklebt. Außerdem entfällt die wunderbar schmerzhemmende Wirkung der Glückstransmitter. Bei Schmerz und Gefühl werden ähnliche Hirnareale aktiviert, weshalb es in unserer Oberschaltzentrale zu Verwechslungen kommen kann.

Kurz gesagt, entstehen durch tiefgreifende Gefühle Zustände im Körper, die Schmerzen begünstigen. Wir erleben sie dadurch viel intensiver. Die Wissenschaft bestätigt das. Tatsächlich liefert die Forschung damit den Beweis für eine Beobachtung, die auch Eingang in unsere Sprache gefunden hat. Nicht ohne Grund gibt es Redensarten wie »Das geht mir auf die Nerven«, »Mir sitzt die Angst im Nacken«, »Da kriege ich soooo einen Hals!« oder »Mir wird das Herz ganz schwer.« Sie zeigen, dass das Wissen über die Verbindung von körperlichem Erleben und Gefühlen in uns allen verankert ist.

Nicht nur in der Alltagssprache, auch in den Formulierungen der Forschung bekommen Gefühle zunehmend mehr Raum. Seit einigen Jahrzehnten beschäftigt sich die Wissenschaft fortlaufend mit der Frage, was Schmerz ist und wie er definiert werden kann. Geeinigt haben sich die Forschenden auf einen Wortlaut, in dem auch das Gefühl auftaucht:[37] Schmerz wird dabei nicht nur als eine unangenehme Sinnesempfindung umschrieben, sondern außerdem als ein »Gefühlserlebnis«. Er macht etwas mit den Gefühlen, und gleichzeitig machen Gefühle etwas mit dem Schmerz. Dass die Gefühle in dieser für die Forschung und Therapie sehr wichtigen Definition auftauchen, erscheint erst einmal naheliegend und ist doch von Bedeutung, wenn wir bedenken, dass ein rein biologischer Ansatz in der Medizin lange Zeit weit verbreitet war.

Der Impuls, sich mit »aufmüpfigen« Gefühlen auseinanderzusetzen, ob mit oder ohne professionelle Unterstützung, kann ein wichtiger Schritt bei der Behandlung von Schmerzen sein. Er kann das Leben erleichtern. Gefühlsarbeit hilft, und das langfristig. Indem wir unangenehm erlebte Gefühle wahrnehmen, verstehen und auflösen, tun wir unserem Körper etwas Gutes. Wir kehren die schmerzverstärkenden Effekte um, und der Körper kann wieder entspannen, tiefer atmen, sich regenerieren und Entzündungen heilen lassen. Aktuelle wissenschaftliche Studien bestätigen, dass sich der gefühlsfokussierte Weg in der Therapie wirklich lohnen kann.[38] Setzen wir uns bewusst mit »nervigen« Gefühlen auseinander, kommen wir mit dem täglichen Ziehen und Zerren langfristig besser klar und alles fühlt sich insgesamt leichter an.

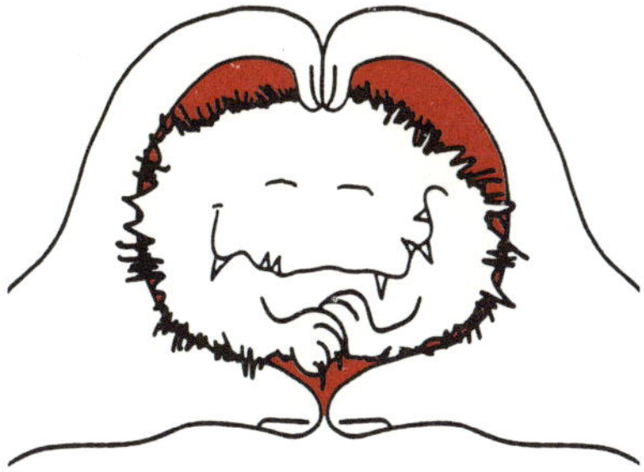

Kraftvolle Gefühlsflocken: Wir sind alle verschieden

Die Fähigkeit, mit unseren Gefühlen umzugehen, ist ähnlich unterschiedlich ausgeprägt wie alle anderen Merkmale, die uns ausmachen. Wir sehen alle verschieden aus, wir alle haben einen eigenen Charakter, unterschiedliche Stärken und vermeintliche Schwächen, die uns zu etwas Besonderem machen. Es ist beinahe wie mit Schneeflocken: Keine gleicht der anderen.

Auch im Umgang mit unseren Gefühlshöhen und -tiefen sind wir schneeflockenartig: Wir verhalten uns ganz unterschiedlich, wenn wir zum Beispiel Angst haben oder zornig sind. Jeder Mensch hat für sich eigene Lösungen entwickelt im Umgang mit Gefühlen, und diese Unterschiede machen uns alle zu einzigartigen »Gefühlsflocken«.

Gefühlsverarbeitung trainieren

Unsere Gefühlskompetenzen[1] sind nicht nur individuell verschieden ausgeprägt, sondern vorstellbar als eine Art Muskel. Wie bei den Muskeln unseres Körpers wollen auch unsere Gefühlsfähigkeiten trainiert werden. Und wie beim Sport braucht es dazu Ausdauer und Technik. Je nach Übung und Talent sind unsere Gefühlsmuskeln am Ende unterschiedlich kräftig ausgebildet.

Unsere Fähigkeiten, Gefühle zu verstehen und zu bewältigen, hat dabei viel mit Lernen zu tun. Dass du jetzt hier diese Zeilen lesen kannst, geht nur, weil du dir das Lesen angeeignet hast. Es gab vielleicht unterstützende Menschen, die dir erklärt haben, dass ein A ein A ist, und dir beigebracht haben, es als »Aaaahhhhhhh« aus-

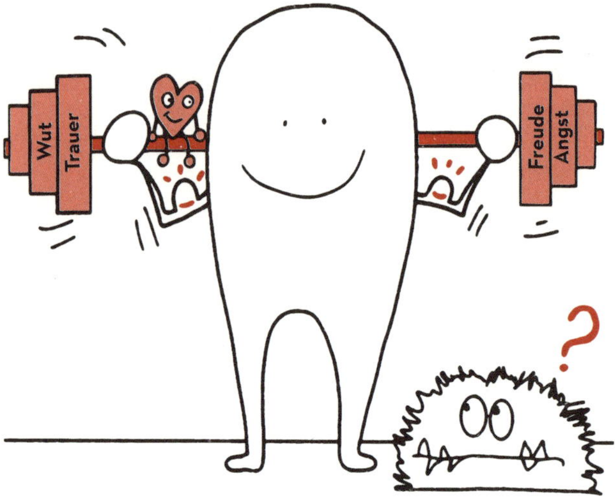

zusprechen. Du hast geübt, vom ABC zu schwierigeren Texten, so lange, bis du flüssig die Buchstaben zu Worten zusammenbringen und verstehen konntest. Die Fähigkeit, die alltägliche Gefühlsachterbahn zu managen, entwickelt sich dabei in ähnlicher Art und Weise. Vieles bringen wir von Anfang an mit, und dennoch braucht es ab und an die liebevolle Unterstützung von außen, die unser Talent, Gefühle einzuordnen und zu handhaben, anregt und formt. Bleibt der Anschub in der Kindheit aus, schlummert die Veranlagung im Untergrund weiter. Das Gute ist: Auch später im Leben können die bisher unentdeckten Fähigkeiten gestärkt werden. Unser Gefühlsmuskel lässt sich auch dann noch trainieren.[2]

Aber was heißt das nun genau, kompetent mit Gefühlen wie Ärger, Traurigkeit und Ekel umzugehen?

Ich erkenne Gefühle bei mir selbst

Eine der wichtigsten Fähigkeiten besteht zunächst darin, überhaupt erst einmal mitzubekommen, was im Inneren los ist. Es wahrzunehmen und zu verstehen. Zu spüren, dass uns irgendetwas in Aufregung versetzt hat. Sind wir in der Lage, diesen Zustand zu benennen, kann uns das schon sehr helfen, die Situation und unsere Reaktion darauf einzuordnen. Dem Ganzen einen Namen zu geben, kann manchmal Gold wert sein.

Die Frage, die sich deshalb stellt, ist: Können wir die Aufregung in unserem Inneren einer Kategorie zuordnen? Zum Beispiel »Ahhh, klar, jetzt habe ich gerade wieder Angst.« Das klingt zunächst nach nicht viel, ist aber gar nicht so einfach. Vor allem, wenn uns das nie beigebracht wurde. Dann fühlt es sich in solchen Momenten manchmal an, als käme die Gefühlssprache von einem anderen Planeten. Als besäßen wir dafür noch nicht die passende Maschine, die das Kauderwelsch in etwas Verständliches übersetzt.

Und dann gibt es noch den anderen Fall: Manche Betroffene haben prinzipiell eine Idee davon, was für Gefühle da sind, blenden allerdings das innere Tohuwabohu aus nachvollziehbaren Gründen bewusst aus. Viele haben von klein auf gelernt, dass es keinen Platz für »Gefühlsfirlefanz« gibt. Gerade Menschen mit chronischen Schmerzen sind dahingehend in ihrem Leben oft nicht ausreichend gesehen oder verstanden worden. Jedenfalls nicht in dem Ausmaß, wie es vielleicht nötig gewesen wäre. Was aus dieser Erfahrung bleibt, ist ein Eindruck von: »Das mit meinen Gefühlen scheint nicht wichtig zu sein.« Zum Teil verfestigt sich dieser Gedanke bis in das hohe Erwachsenenalter.

Falls dich das auch betrifft, dann lass eine neue Haltung in dir reifen: Es ist wichtig! Dass da so viele Eindrücke sind, ist ganz wunderbar. Du darfst sie mitbekommen und ihnen nachgehen – denn sie haben einen großen Einfluss auf deinen Körper. Alle Fähigkeiten, deine Gefühle zu sehen und zu verstehen, schlummern in dir, und es braucht vielleicht lediglich eine liebevolle Stimme, die dir sagt: »Das, was du fühlst, ist von Bedeutung. Du kannst deinem Gefühl von nun an deine volle Aufmerksamkeit schenken.«

Ich erkenne Gefühle bei anderen

Auch mitzubekommen, was andere fühlen, ist eine Fähigkeit. Allerdings ist nicht jede/r darauf ausgerichtet, manche Menschen erfassen gar nicht, wie es anderen geht. Oder es fehlen die Begriffe, um zu beschreiben, was sie bei anderen spüren. Das ist insbesondere dann der Fall, wenn wir das nie geübt haben, fast wie bei einer Pflanzenbestimmung. Ob unterwegs im Wald oder gezielt für das Herbarium zu Schulzeiten: Um die Pflanzen ordentlich einsortiert zu bekommen, braucht es ein Bestimmungsbuch, die passende App oder eine Person, die uns erklärt, dass der Sauerampfer eben aussieht wie ein Sauerampfer. Nur so können wir wissen, dass wir es mit dieser Pflanze zu tun haben. Mit unseren Gefühlen funktioniert das genauso. Um die vielen Hinweise im Gesicht, in der Stimme oder der Körperhaltung einer anderen Person richtig einzuordnen, braucht es Gefühlswissen und Anleitung.

Manchmal finden wir auch das andere Extrem: dass Menschen wahnsinnig gut darin sind, wahrzunehmen, was andere fühlen. So, als hätten sie ganz feine Antennen. Sie spüren ganz genau, was andere spüren, als wären es die eigenen Gefühle. Als überschwemmte sie der Ärger oder die Traurigkeit der anderen Person. Madlen (35 Jahre) kennt das sehr gut aus ihrem Berufsalltag als Lehrerin.

Aus dem Leben erzählt

»Ich leide seit über 20 Jahren an Schmerzen im unteren Bauch, die ich auf Endometriose zurückführen kann. Die Schmerzen sind besonders stark, wenn ich meine Regelblutung habe, aber auch sonst gibt es viele Tage, an denen ich das Gefühl habe, kaum stehen zu können. Als Lehrerin ist das sehr schwer. Nicht selten werden die Schmerzen im Unterleib von Kopfschmerzen begleitet, was die Situation noch mehr verschärft. In der Schule sehe ich bei den Kindern sofort, was los ist. Ich brauche nur das Klassenzimmer zu betreten und spüre, wie die Atmosphäre ist. Ich merke das richtig körperlich. Manchmal fühlt es sich an, als würde mich eine dunkle Wolke einhüllen, dann wieder ist es, als ob eine quietschgelbe Welle durch mich hindurch rauscht. Ich kann mich dem schwer erwehren und spüre, dass mich die Stimmung der Kinder, aber auch des Kollegiums im Vorbereitungszimmer, enorm beeinflusst. Neben der Lautstärke in der Schule, für die ich sehr empfänglich bin, sind dadurch eben auch die vielen intensiven Gefühle der anderen eine Herausforderung für mich. Ich merke, gerade am Ende des Tages, dass mir das oft viel zu viel ist.«

Wenn wir in diesem Bereich über viel Feingefühl verfügen, kann das damit zusammenhängen, dass es früher wichtig für uns war, rechtzeitig mitzubekommen, wie die Leute in unserem Umfeld gestimmt waren. Nicht selten entwickeln wir diese Gefühlszauberkraft, weil sie in der Vergangenheit entscheidend für uns war, um einigermaßen sicher durch das Leben zu kommen. Gerade, wenn in der Kindheit Gewalt oder viel Streit eine Rolle gespielt haben, kann die Fähigkeit, die ersten noch so kleinen Warnsignale zu entdecken, von großer Bedeutung gewesen sein. Sich rechtzeitig aus der Schusslinie zu bringen, wenn die Stimme kippt – das bleibt bis in das Erwachsenenalter. Die Fähigkeit dazu ist einerseits ein Geschenk, kann aber auch sehr viel Energie kosten. Insbesondere dann, wenn bisher die Möglichkeit fehlte, die Antennen ab und an auch mal einzufahren.

Ich kann meine Gefühle beeinflussen

Auch die Fähigkeit, den eigenen Gefühlshaushalt in Balance zu halten, gehört zu den wichtigen Gefühlskompetenzen. Sich selbst zu ordnen, wenn wir verärgert, traurig oder in Panik sind, kann herausfordernd sein, vor allem wenn wir das als Kind nicht gelernt haben. Beim Beeinflussen geht es nicht darum, die Gefühle schnell wieder loszuwerden, sondern genau um das Gegenteil: sie zu verstehen und anzunehmen. Oft ist der Kampf gegen das, was wir fühlen, das, was uns wirklich die Kraft raubt. Gefühle abzulehnen ist fast so, als würden wir dagegen ankämpfen, einen Körper zu haben. Der gehört einfach mit zu uns, und auch die Gefühle gehören zu uns. Sie sind eine Kraft, die gesehen werden will. Häufig steht uns genau der zunächst verständliche Wunsch, die Angst, den Ärger oder eines der anderen Gefühle wieder »loszuwerden«, am Ende oft im Weg, wenn wir versuchen, zu unserer Mitte zurückzufinden. Aber auch hier gibt es Hoffnung. Die Fähigkeit, Gefühle so zu nehmen, wie sie sind, und ihre Kraft zu lenken, kann entdeckt und geübt werden.

Tatsächlich gehört zum »Beeinflussen« auch die Fähigkeit dazu, bewusst für angenehme Gefühle sorgen zu können. Denk gerne einmal an Menschen, die so bemerkenswert leidenschaftlich und genussvoll sein können. Es fängt beim lustvollen Essen an und hört beim entspannten Faulenzen auf. Sie schätzen, was sie haben, und leben ganz im Moment. Sie sind dankbar für das, was sie gerade erleben: mit allen Sinnen.

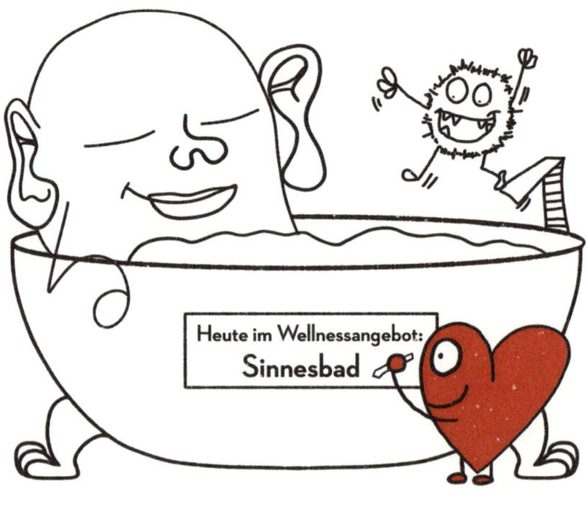

Doch gerade diese Fähigkeit können wir unter dem Druck, etwas leisten zu müssen, schnell verlieren. Dieses Phänomen beschreiben viele Menschen in der Schmerztherapie. Das Genießen rückt in den Hintergrund und verkümmert immer mehr. Deshalb lohnt es sich zu schauen, wie du dir diesen Schatz bewahren oder ihn wiederentdecken kannst.

Ich drücke meine Gefühle aus

Zum Gefühlsmanagement gehört ebenfalls die Fähigkeit, Gefühle auszudrücken. Das, was da in deinem Inneren ist, nach außen zu bringen. Es auszusprechen und zu zeigen, ist ganz wichtig. Menschen, die das können, melden anderen freundlich, aber bestimmt zurück, wenn sie etwas stört oder ärgert. Sie zeigen ihre Tränen, wenn sie traurig sind. Sie sprechen ihre Ängste an und suchen mit anderen nach Lösungen. Gefühlsausdrucksstarke Personen geben dem, was sie im Inneren erleben, eine Form, sodass es für andere und für sie selbst sichtbar wird. Das klingt ganz leicht, und vielen von uns ist in der Theorie absolut klar, wie das geht. Es am Ende umzusetzen, ist allerdings noch einmal eine ganz andere Sache.

Denn wir können uns aus den unterschiedlichsten Gründen gehemmt fühlen. Wir können beispielsweise den Eindruck haben, dass es nichts bringt. Wir können uns hilflos fühlen und Angst haben, nichts zu bewirken. Oder das Gegenteil erleben und befürchten, durch zu große Offenheit etwas kaputt zu machen. Manche nehmen sich mit ihren Gefühlen zurück, in der Hoffnung, dass alles von alleine wieder in Ordnung kommt. Andere haben Sorge, dass das Umfeld unangemessen oder verletzend reagieren könnte. Um uns zu schützen, sagen wir manchmal lieber gar nichts. Oder wir sind ein Gefühlspapierkorb für unsere Mitmenschen und wollen unserem Gegenüber nicht dasselbe antun. Aus Rücksicht darauf containern wir Probleme und Gefühle lieber tief in uns selbst.

Es gibt also viele Gründe, warum wir dazu neigen, unsere Gefühle vor anderen wegzuschließen. Gleichzeitig zahlen wir dafür einen Preis, und manchmal können die Kosten mit mehr Schmerzen im Körper verbunden sein.

Das Gute ist: Die Fähigkeit Gefühle zu zeigen, ohne zu verletzen und auf eine notwendige Veränderung hinzuweisen, kann gelernt und gestärkt werden. Gefühle auszudrücken, ist oft eine Frage der Technik und des Vertrauens.

Woher weiß ich, was ich fühle?

Doch wie können wir Gefühle überhaupt erst einmal als Gefühle erkennen? Viele haben das schon einmal erlebt: Wir bekommen im Alltag nicht so richtig mit, wenn in unserem Inneren viel los ist. Wir fühlen uns oberflächlich betrachtet vielleicht immer *gleich*. Natürlich gibt es auch Momente, in denen wir spüren, dass irgendwas in Aufruhr ist, doch häufig bleiben wir ohne konkrete Idee, was das genau ist, das in unserer Innenwelt gerade herumspukt. Wenn das bei dir ähnlich ist, sei ganz beruhigt – so geht es sehr vielen Menschen, und das ist ganz normal.

Gefühle erkennen ist Lernsache. Manchen von uns wurde das von klein auf von den Eltern beigebracht, andere wiederum eignen sich diese Fähigkeiten im Laufe des Lebens selbst an. Wieder andere trainieren sich bestimmte Umgangsweisen ganz gezielt ab. Gerade, wenn wir gezwungen sind, uns vor den Dramen des Lebens zu retten, finden wir Mittel und Wege, unsere Gefühle kurzfristig wegzudrücken und weiterzumachen. Manchmal scheint genau das die einzige Strategie zu sein, um einigermaßen heil durch den Alltag zu kommen.

Nicht selten behalten wir diesen Umgang ein Leben lang bei. Auch dann noch, wenn die schwierigen Erfahrungen längst hinter uns liegen. Wir bleiben gefühlsmäßig weiter im Dunkeln. Abgekoppelt. Wie blind. Was damals hilfreich war, ist es auch heute noch, oder? Nicht unbedingt. Häufig kann die Gefühlsblindheit, die damals so wichtig war, im Hier und Jetzt für Probleme sorgen. Denn Gefühle wirken im Untergrund, egal ob wir sie bewusst wahrnehmen oder nicht. Schauen wir nicht hin, übersehen wir etwas. Langfristig verstehen wir nicht, wovor uns zum Beispiel die ständigen Ängste warnen wollen.

Wenn wir Angst, Ärger und Co. unsere Aufmerksamkeit schenken, kann das helfen, zu ergründen, was gerade mit uns los ist. Denn das Gute ist: Kennen wir den Grund, können wir etwas tun. Etwas verändern. Lassen wir alles laufen, toben die Gefühle in unserem Körper, ohne dass wir nachvollziehen können, wo es gerade klemmt, und können dem nichts entgegensetzen. Doch was gibt es überhaupt alles an unserer Gefühlstheke?

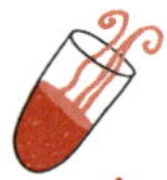

Gedankenexperiment
Kurz durchgezählt

Lass uns mit einigen Einstiegsfragen starten: Welche Gefühle fallen dir ganz spontan ein? Welche Gefühle kennst du? Auf wie viele kommst du insgesamt in deiner Aufzählung?

Bei vielen Menschen kommt bei diesen Fragen eine ganze Liste an Gefühlen zusammen. Anderen hingegen fällt es schwer, Bezeichnungen zu finden, die das umschreiben, was innerlich bei ihnen passiert. Schließlich ist es gar nicht so leicht, für das, was uns emotional bewegt, die richtigen Worte zu finden. Und noch schwieriger wird es in Anbetracht der Vielzahl menschlicher Regungen. Tatsächlich gibt es eine Menge Gefühle und mindestens genauso viele Versuche, unsere Herzensregungen zu sortieren.

Wir konzentrieren uns deshalb auf die wichtigsten Basisgefühle. Dazu zählen sechs grundlegende Gefühle, die wir alle auf eine ähnliche Art und Weise ausdrücken. Viele Forschende sprechen von einem universellen Ausdruck.[1] Für jedes Grundgefühl existieren bestimmte Gesichtsausdrücke, die sich bei uns Menschen weltweit finden lassen. Zum Beispiel pressen wir bei Ärger die Lippen aufeinander oder weiten die Nasenflügel. Oder bei blanker Angst reißen wir die Augen weit auf. Dabei gibt es durchaus kulturelle Unterschiede, wie stark und ungefiltert die Gefühlsregungen sichtbar gemacht werden dürfen. In manchen Ländern ist Zurückhaltung oberstes Gebot. Durch Erziehungsmaßnahmen, Regeln und ungeschriebene Gesetze können die natürlichen Bewegungen der Muskeln im Gesicht auf einen winzigen Mikroausdruck[2] zusammenschrumpfen oder ganz unterdrückt werden. Die darunterliegenden spontanen Reaktionen sind dennoch da,[3] sodass es durchaus Sinn ergibt, die sechs Basisgefühle zu kennen.

Die wichtigsten Grundgefühle sind: Wut, Überraschung, Ekel, Angst, Traurigkeit und Freude. Häufig meldet sich jedes der sechs Gefühle in bestimmten Situationen und folgt dabei einer Art Muster. Typischerweise zeigt sich davor ein bestimmter Auslöser.

- Wut meldet sich oft, wenn etwas oder eine Person eine Grenze bei uns überschreitet, zum Beispiel wenn eine andere Person uns absichtlich verletzt.
- Traurigkeit wird dann spürbar, wenn wir etwas oder eine Person verlieren, zum Beispiel wenn eine wichtige Vertrauensperson wegzieht oder wir unseren Lieblingsschal im Bus vergessen.
- Überraschung stellt sich ein, wenn wir mit etwas nicht gerechnet haben, zum Beispiel einem spontanen Besuch.
- Freude entsteht, wenn wir etwas Angenehmes bekommen, zum Beispiel ein Lob.
- Ekel macht sich bemerkbar, wenn uns etwas abstößt, zum Beispiel der Urin einer anderen Person.
- Angst alarmiert uns, wenn wir uns bedroht fühlen, zum Beispiel durch finanzielle Unsicherheiten.

Natürlich existieren noch viele andere Gefühle. Die sechs genannten bilden lediglich die Grundlage unserer Gefühlswelt.

Manchmal finden sich auch Mischungen aus den sechs Basisgefühlen. Wut zusammen mit Ekel/Abscheu wird zum Beispiel zu Hass. Oder mischen wir zu den Grundgefühlen noch eine Prise

Moral, also alles, das mit richtig und falsch zusammenhängt, dann kommt zum Beispiel Scham oder Schuld heraus. Es ist beinah wie bei Farben: So wie wir Gelb und Blau mischen und damit Grün entstehen lassen, mischen sich auch in unserer Gefühlswelt verschiedene Komponenten. In der Liebe beispielsweise vermengen sich Freude, Verbundenheit und sexuelle Instinkte zu einem bunten Cocktail.

Andere Gefühle, die wir aus dem Alltag kennen, sind abgeschwächte Varianten der sechs Basisgefühle. Sie gehören zur selben Gefühlsfamilie.[4] Nehmen wir beispielsweise den Ärger: Er ist die milde Form der Wut. Da beide so nahe beieinanderliegen und sich lediglich in ihrer Intensität unterscheiden, werden Ärger und Wut gerne auch stellvertretend füreinander verwendet.

Für einen ersten erleichterten Umgang beschränken wir uns hier auf die sechs Grundgefühle: Wut, Überraschung, Ekel, Angst, Traurigkeit und Freude. Sie decken vieles ab, was wir innerlich erleben und reichen für den Anfang vollkommen aus, um wieder in Kontakt mit den eigenen inneren Erfahrungen zu kommen.

Aber woran können wir denn nun genau erkennen, welches Gefühl im Moment aktiviert ist, und wozu es dient?

Um diese Fragen zu beantworten, können vier Schritte hilfreich sein.

Schritt Nummer 1: Unser Innenleben achtsam beobachten

Oft beachten wir im Alltag nicht, wie es uns geht und was wir brauchen. Du kennst das vielleicht, dass tausend Dinge gleichzeitig wichtig sind und am Ende keine Zeit für irgendetwas bleibt. Am wenigsten für eine ruhige Innenschau. Doch dabei entgleitet uns, was eigentlich nach Aufmerksamkeit sucht. Um diesen automatischen Blick auf die Arbeit, die Familie, die Aufgaben etc. für einen Moment zu unterbrechen, braucht es einen liebevollen gedanklichen Anker. Fühl dich deshalb eingeladen, die folgende kleine Übung zum Einstieg auszuprobieren.

Eine Gefühlssituation erkennen

Unseren momentanen Gefühlen nachzuspüren, ist manchmal leichter, wenn wir uns zunächst darauf konzentrieren, wie wir atmen. Das ist etwas Greifbares. Versuche dafür, dich dort, wo du gerade bist, auf dein Ein- und Ausatmen zu konzentrieren. Beobachte dich, ohne irgendetwas an deiner Atmung zu verändern. Wo in deinem Körper spürst du eine Bewegung? Merkst du etwas im Brustkorb? Im Bauch? Oder im Becken?
Nun kannst du an die zurückliegenden Stunden oder Tage denken. Was war so los? Lass die wichtigsten Ereignisse kurz vor deinem inneren Auge vorüberziehen.
Gibt es eine Situation, an der du gedanklich hängen bleibst? Der du vielleicht besondere Aufmerksamkeit schenken magst? Falls ja: Betrachte diese Situation doch einmal genauer.
Hat sie sich für dich angenehm oder unangenehm angefühlt?
Falls sie sich *angenehm* angefühlt hat: Was genau war angenehm? Was hast du daran genossen? Was hat sie bei dir ausgelöst?
Falls sich die Situation *unangenehm* angefühlt hat. Was war unangenehm? Was hat dich gestört? Was hat sie bei dir ausgelöst?

Anne Juliane spricht

Benjamin spricht

Hast du eine Situation vor Augen, wird jetzt möglicherweise schon deutlicher, was du in diesem Moment bei dir selbst wahrnehmen kannst. Lass uns nun den nächsten Schritt gehen. Versuche dich nochmal zu erinnern, was du in der Situation gedacht hast.

Schritt Nummer 2: Unsere Gedanken benennen

Schaue dafür auf die sechs folgenden Gedanken und prüfe, ob einer davon dir in der Situation durch den Kopf gegangen ist:[5]

Gedanke		**Hinweis auf**
»Das war nicht in Ordnung!«	→	Wut/Ärger
»Ich habe sie/ihn/es verloren.«	→	Traurigkeit
»Damit habe ich nicht gerechnet!«	→	Überraschung
»Das ist schön! Das ist das, was ich will.«	→	Freude
»Das ist widerlich.«	→	Ekel
»Das ist schlimm! Das ist bedrohlich!«	→	Angst

Passt da ein Gedanke? Falls ja, kann das oft schon ein Hinweis darauf sein, welches Gefühl dich bewegt. Die Gedanken können ein erster Ausgangspunkt für unsere detektivische Suche nach den dahinterstehenden Gefühlen sein.

Falls da nichts passt und du noch unsicher bist, was du genau gefühlt hast, dann ist das natürlich auch vollkommen okay. Manchmal ist – trotz genauer Beobachtung – nicht zu benennen, welches Gefühl da in unserem Inneren herumschwirrt. Du spürst vielleicht, dass dich etwas an der Situation bewegt, kannst es aber noch nicht so richtig einordnen. Sei trotzdem beruhigt, denn auch dieses erste Spüren (»Irgendwas ist da!«) ist eine wichtige Beobachtung. Lass uns deshalb einfach weiterschauen und auch deinen Körper höchstpersönlich befragen.

Schritt Nummer 3: Unseren Körper lesen

Tatsächlich reagiert unser Körper bei den sechs Hauptgefühlen jeweils unterschiedlich. Wir können je nach Art des Gefühls an bestimmten Körperstellen mehr oder weniger Aktivierung beobachten. In der Abbildung siehst du die Ergebnisse einer Studie, die versucht, genau das zu erfassen. Die über 700 Studienteilnehmen-

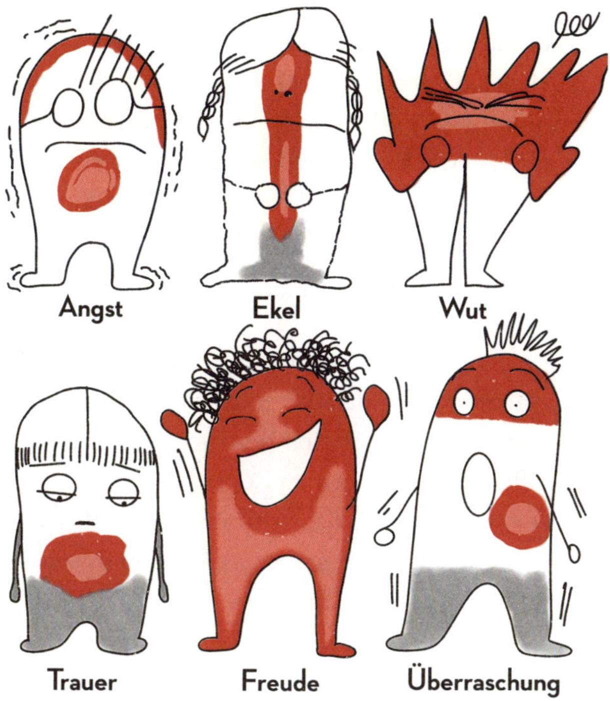

den wurden gefragt, wo sie die Gefühle im Körper spüren, nachdem ihnen zum Beispiel etwas Trauriges/Ärgerliches/Lustiges/… gezeigt worden war. Rot heißt, dass bei den meisten Befragten diese Region stark aktiviert war. Grau heißt, dass dieser Bereich kaum Energie hatte.[6]

Wut/Ärger nehmen wir vor allem im Kopf, im oberen Brustkorb, in den Schultern, Armen und Händen wahr. Manchmal merken wir das daran, dass wir in wütenden Momenten in diesen Bereichen mehr Körperspannung haben. Ein Klassiker ist, wenn wir unbewusst die Faust ballen. Meistens fällt uns das nur auf, wenn wir genau darauf achten. Manche Menschen erkennen Ärger körperlich auch daran, dass sie an den entsprechenden Stellen rot werden oder rote Flecken bekommen. Ein typisches Beispiel dafür ist der rote Kopf. Du kennst das möglicherweise von dir oder anderen Menschen aus deinem Umfeld? Andere bemerken, dass sie an diesen Stellen besonders schwitzen oder es dort heiß wird. Du kannst das ja mal beobachten.

Bei Traurigkeit hingegen fühlt es sich für viele so an, als wäre in den Armen und Beinen der Energiehahn zugedreht. Wir nehmen dann in diesen Bereichen eine Kraftlosigkeit wahr. Für andere fühlen sich Arme und Beine kalt und fröstelig an. Gleichzeitig spüren wir in unserem Kummer unser Herz stärker. Nicht ohne Grund gibt es Begriffe wie »Herzschmerz«.

Auch bei Überraschung kommt es zu einer leichten Starre in den Beinen. Erst einmal stoppen, um festzustellen, was los ist. Im Gegensatz zur Traurigkeit fühlen wir möglicherweise eine stimulierende Wirkung im Kopf. Wir sind plötzlich wacher, vollkommen da, nehmen alles auf. Es kribbelt im Kopf.

Freude ist ein Gefühl, das den gesamten Körper belebt und ankurbelt. Es ist, als würde unser ganzes System von warmen und angenehmen Impulsen durchströmt. Viele beschreiben, dass Freude den Körper überall in eine wohlige Aufregung versetzt.

Ekel fokussiert sich vorwiegend auf den Mund-/Halsbereich und den Bauch. Wir spüren diese Regionen, wenn wir etwas sehen oder erleben, was uns so richtig anwidert. Stell dir mal deinen Biomüll im besten Hochsommer vor. Wenn du den Deckel zum Biomüll öffnest: Wo fühlst du da was in deinem Körper? Im schlimmsten Fall würgt es dich oder dir wird übel. Das ist ein typisches Anzeichen für Ekel.

Und zu guter Letzt die Angst. Angst fährt vor allem im Brustraum alles hoch. Das Herz arbeitet deutlich stärker als sonst. Wir spüren, dass es intensiver schlägt und sich gleichzeitig alles zuschnürt. Manchmal fühlt es sich dadurch in der Brust enger an. Vielleicht entsteht auch der Eindruck, als ob das Herz viel zu viel Raum einnimmt und unsere Lunge kaum noch Platz zum Atmen hat. Wir atmen hektisch. Manchen wird schwindelig und duselig im Kopf. Auch das ist eine typische körperliche Auswirkung von Angst. Außerdem sind Anspannung im Oberkörper und Rücken eine häufige Auffälligkeit bei Angst.

Unser Körper gibt Signale, allerdings in seiner eigenen Sprache. Wir brauchen eine Art Übersetzung, die das Gesagte verständlich macht. Optimalerweise bist du selbst die dolmetschende Person, die sich einen Reim darauf machen kann. Probiere es doch gleich einmal in der folgenden Übung aus.

Eine kleine Übersetzungshilfe für Körpersignale

Mit neuem Wissen angereichert, beame dich gedanklich noch einmal in die Situation, die dich kürzlich bewegt hat. Lass alles, was passiert ist, vor deinem inneren Auge auftauchen. Was hast du in der Situation gesehen? Oder gehört? Was hast du vielleicht auch mit deinem Körper ertasten können oder berührt? Gab es einen Geruch, der in der Luft lag? Oder hast du etwas geschmeckt? Erinnere dich an alle deine Sinneseindrücke.

Konzentriere dich darauf, was die Situation körperlich bei dir ausgelöst hat oder noch jetzt aktuell bei dir auslöst.

- Wo spürst du vielleicht mehr Anspannung im Körper?
- Ist eine Stelle in deinem Körper möglicherweise heißer als sonst? Oder kälter?
- Fühlt sich etwas enger an als gewöhnlich?
- Kannst du im Körper irgendwo mehr oder weniger Kraft wahrnehmen?
- Welcher Bereich fühlt sich vielleicht gerade aufgeregt an und welcher ganz ruhig?

Sammle alle Wahrnehmungen.
Falls du es noch einmal als Bild sehen magst: Zeichne einfach deinen Körperumriss und schraffiere die aktivierten und die runtergefahrenen Zonen in deinem Körper. Was fällt dir auf? Welches Gefühl könnte es am ehesten sein?
Auch ohne Zeichnung: Nutze deine inneren Bilder, um deine Beobachtungen abzugleichen. Zu welchem Gefühl passen deine Wahrnehmungen am ehesten?

Anne Juliane spricht

Benjamin spricht

Lassen wir uns auf solch eine Wahrnehmungsreise ein, können wir auf diese Art viel Neues über uns entdecken. Vielleicht hast du etwas besser spüren können, was die Situation in dir und deinem Körper auslöst? Gerade, wenn es darum geht, Schmerzen zu reduzieren, kann das ein wichtiger Anfang sein. Denn stelle dir gerne die entscheidende Frage: Welches Gefühl aktiviert das Körperteil, das dir am meisten weh tut?

Falls es vielleicht mit diesen ersten kleinen Übungen noch nicht so geklappt hat: Das ist ganz normal. Gefühle wahrzunehmen, ist oft eine Frage der Übung, ein Prozess, der uns unser Leben lang begleitet. Es ist noch kein Gefühlsmeister vom Himmel gefallen. Im Gegenteil: Gefühle wahrzunehmen ist herausfordernd. Also sei liebevoll und geduldig mit dir. Es ist sehr wahrscheinlich, dass du in der nächsten Situation, die dich irgendwie aufregt, an diese Zeilen denken wirst und die eine oder andere Regung vielleicht schon besser zuordnen kannst.

Um das zu festigen, kann es sinnvoll sein, das, was wir anders machen wollen, mit unserer bisherigen täglichen Routine zu verknüpfen. Zähneputzen ist dafür beispielsweise sehr geeignet. Im Idealfall stehen wir zweimal am Tag mit der Zahnbürste im Mund da und haben zwei Minuten Zeit für die Pflege. Verknüpfe die Zeit doch mit einer kleinen Hin-*fühl*-Übung.

Die Zahnputz-Checkliste

Wenn du morgens und abends deine Zähne reinigst, kannst du dir entspannt erlauben, hinzuschauen, welches Gefühl gerade da ist. So ähnlich wie bei einer Checkliste. Klappere dabei gerne einmal alle sechs Grundgefühle ab: Wie steht es gerade mit

- Angst? *Check.*
- Traurigkeit? *Check.*
- Freude? *Check.*
- Ärger? *Check.*
- Ekel? *Check.*
- Überraschung? *Check.*

Oft reicht ein kurzes Ja oder Nein für ein entspanntes Screening am Anfang oder Ende des Tages.

Schaue, wenn du magst, ob du die sechs grundlegenden Gefühle in deinem Alltag wiederfindest. Sie zu entdecken, kann eine wichtige Strategie sein, die eigene Gesundheit besser zu verstehen. Wir lernen uns selbst dadurch kennen und können viel leichter einordnen, welche Gefühle sich in welchen Situationen und mit welchen Körpersignalen melden.

Die konkreten Gefühle wahrzunehmen kann uns im Leben bereits helfen. Sie zu verstehen, ist allerdings nochmal eine ganz andere Geschichte. Denn viele wissen gar nicht, *warum* uns die Natur das alles mitgegeben hat. Auf Traurigkeit und Ärger könnten wir doch eigentlich getrost verzichten … Oder doch nicht?!

Schritt Nummer 4: Unsere Gefühle verstehen

Um besser nachvollziehen zu können, was wir fühlen, braucht es im letzten Schritt einen Eindruck davon, warum es überhaupt Gefühle wie Angst, Ekel oder Freude gibt. Wenn wir ihren Sinn verstehen, kann es uns deutlich leichter fallen, Gefühlsregungen in aufwühlenden Situationen richtig wahrzunehmen – bei uns selbst und bei anderen.

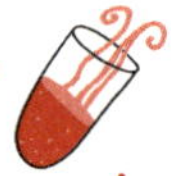

Gedankenexperiment
Keine Gefühle da

Stellen wir uns einmal vor, es gäbe einen Schalter, der unsere Traurigkeit, unseren Herzschmerz, unseren Zorn und unsere Angst für immer abstellt – einfach aus und weg.
Wie wäre das für dich?

Der eine oder die andere denkt jetzt sicher: »Endlich Ruhe! Nichts mehr da, das mich niederreißt oder mir weh tut.« Als wäre da eine innere Stimme, die uns sagt: »Was für eine Erleichterung!« Kurzfristig gedacht, ist die Reaktion sehr verständlich. Aber wie ist das langfristig? Schauen wir uns das für die sechs Grundgefühle einmal etwas genauer an. Starten wir mit der Angst.

Warum haben wir Angst?

Führe dir einmal vor Augen, wie es wäre, wenn niemand in deiner Umgebung Angst hätte. Risiken würden keine Rolle mehr spielen. Allen wäre einfach alles egal. Was würde passieren? Wie würden sich die Menschen am Arbeitsplatz verhalten? Oder auf dem Weg dorthin – im Auto, auf dem Fahrrad, in der Bahn? Unser Verhalten würde sich komplett verändern, hätten wir vor nichts und niemandem Angst. Bedenken wir die Konsequenzen dessen, kann einem schon mulmig werden.

Ohne unsere Angst im Gepäck würde vieles nicht gut ausgehen. Im Gegenteil: Es würde zu deutlich mehr Verletzungen kommen. Körperliche und psychische Schäden wären vorprogrammiert, denn ohne Angst fehlt uns ein entscheidender biologischer Schutz. Wir würden Gefahren ausblenden, die uns direkt oder indirekt verletzen könnten. Dass uns die Natur die Angst und damit die Vorsicht geschenkt hat, erhöht unsere Lebenserwartung deutlich.[7]

Im Prinzip ist Angst das gebündelte Wissen von uns selbst und unseren Vorfahren. Dank all der Ermahnungen unserer Kindheit haben wir innerlich ein riesiges Sammelsurium an Erkenntnissen gespeichert, das uns hilft, möglichst gesund und wohlbehalten durch den Alltag zu kommen. In Angstmomenten wird dieses Wissen automatisch aktiviert.

Neben dem Gelernten folgen wir oft einer Art Instinkt. Aus dem Bauch heraus reagieren wir zum Beispiel schneller beim Anblick einer Schlange, als wenn wir ein anderes Tier zu sehen bekommen.[8] Bestimmte Dinge oder Lebewesen verknüpfen wir schneller mit

Ängsten als andere[9] – selbst, wenn wir noch nie etwas mit ihnen zu tun hatten. Schon sechs Monate alte Babys reagieren gestresster, wenn sie eine Schlange sehen, im Vergleich zu einem Fisch.[10] Tief in uns scheint es eine angeborene Ahnung zu geben, die uns sagt, dass das mit dem Gift oder Würgen einer Schlange kein gutes Ende für uns nimmt.

Geht das nicht auch ohne Ärger?

Angst macht Sinn. Aber Ärger, brauchen wir *den* wirklich? Unser Leben würde doch viel ruhiger verlaufen ohne das ewige Wütend- und Genervt-Sein. Können wir uns nicht einfach alle entspannen?

Lass uns auch beim Ärger mal das Gedankenspiel durchgehen: Statt Wut gibt es in unserer Vorstellung nur noch Gleichgültigkeit. Was würde langfristig passieren? Zum Beispiel, wenn jemand zu uns kommt und uns schadet, mit Worten oder körperlich. Wohin würde es führen, wenn uns das egal wäre? Welche Folgen hätte es, wenn ein anderer Mensch uns etwas nimmt, das uns wichtig ist? Würden wir uns ohne Ärger oder Wut überhaupt wehren? Und noch weitergedacht: Was wäre, wenn etwas oder jemand mit unseren Liebsten böse umgeht, und bei uns passiert gefühlsmäßig rein gar nichts?

Schon allein an den vorgestellten Auswirkungen wird schnell klar: Unser Ärger und unsere Wut beschützen uns. Wenn wir verletzt werden, ist es normal und gesund, ärgerlich oder sogar wütend zu sein. Egal auf welcher Ebene. Ob durch ein abwertendes Wort (z. B. »Du kriegst nichts hin!«) oder körperlich (z. B. eine Person schubst dich) ausgelöst: Ärger rüttelt uns auf. Er sagt uns: »So nicht, mein Freundchen!« Durch den Ärger wird uns selbst bewusst, dass hier etwas nicht stimmt und uns auf lange Sicht beeinträchtigt. Auch anderen Menschen wird durch unseren Ärger klar, dass jetzt definitiv eine Grenze erreicht ist. Schon rein optisch, durch unsere Körperreaktion (z. B. roter Kopf, Mimik, geballte Faust oder kampflustige Körperhaltung) strahlen wir aus: »Das war jetzt nicht in Ordnung! Bis hier hin und nicht weiter!«

Unsere Gefühle kommunizieren eine wichtige Botschaft. Der Ärger ist wie ein hilfsbereiter Postbote, der gleichzeitig ein Paket an unser Innerstes liefert mit der Ansage »Bitte reagieren!« und eines an unseren Nachbarn mit der fetten Aufschrift »Lass das!«

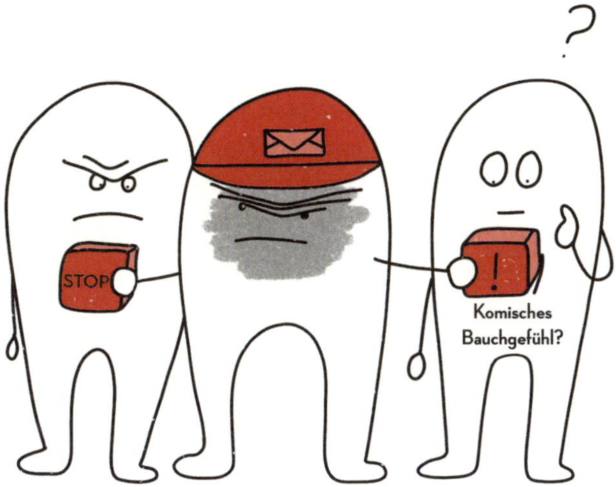

Und es geht noch weiter: Durch den Ärger finden wir manchmal erst den Mut, Dinge, die wirklich unschön laufen, anzupacken und zu verändern. »So kann's nicht bleiben, das muss anders gehen«, sagt uns der Ärger. Diese Kraft zur Veränderung kommt nicht aus den Momenten, in denen uns etwas egal ist, sondern entsteht erst dann, wenn uns etwas mächtig stört. Erst wenn uns der Stein im Schuh richtig drückt, finden wir den Antrieb und die Lust, die Schnürsenkel aufzumachen, den Schuh auszuziehen und auszuleeren. Erst dadurch können wir Erleichterung spüren. Das würden wir wahrscheinlich nicht tun, wenn uns der Stein im Schuh egal wäre.

Können wir uns Traurigkeit nicht einfach sparen?

Okay, bei Ärger ist schließlich auch etwas dran. Ihn komplett wegzulassen wäre ungünstig. Aber traurig sein? Das ist doch wirklich überflüssig, oder?

Lass uns auch die Traurigkeit mal wegdenken. Stell dir vor, du hast einen wichtigen Menschen aus deinem Leben verloren. Die Person ist vielleicht in die letzte Ecke der Welt gezogen, hat plötzlich neue Lebensumstände und keine Zeit mehr für dich. Oder die Person ist gestorben. Stell dir vor, da würde sich nichts bei dir regen, keine Trauer, keine Träne. Es wäre dir einfach alles egal. Kurzfristig kann das eine Entlastung sein, aber langfristig? Was für ein Mensch wärst du, wenn es dir nichts bedeuten würde, ob andere für dich da sind oder nicht? Könntest du noch lieben? Würde sich das Zusammensein mit Menschen überhaupt noch lohnen? Was würde ein Leben alleine bedeuten? Wären wir dann noch lebensfähig?

Die Fragen zeigen: Trauer ist von Bedeutung für uns selbst und für uns als Gemeinschaft. Traurigkeit sagt uns, dass etwas oder jemand wichtig ist für uns. Tief in uns verankert, sorgt sie dafür, dass wir spüren, wenn eine Lücke entstanden ist. Trauer als eine Form von Traurigkeit zeigt uns, dass zum Beispiel ein wichtiger Mensch fehlt. Ein Mensch, der uns geliebt, geschützt und gestärkt hat. Eine Ressource in unserem Leben, die jetzt nicht mehr da ist.

Trauer bewirkt, dass wir mit anderen Menschen oder anderen Lebewesen verbunden bleiben. Wir finden Trost bei ihnen und wenden uns einander zu. Das Gefühl der Trauer zeigt uns, wie wichtig das Miteinander ist, denn es führt uns vor Augen, dass wir Menschen einander brauchen. Auch zum Überleben. Für uns als Individuen wie für die Menschheit als Ganzes bedeutet die empfundene oder drohende Trauer, dass wir füreinander da sind.

Traurigkeit meldet sich außerdem gerne, wenn ein Plan oder ein Wunsch nicht in Erfüllung gegangen ist. Dann hilft uns unser Gefühl, das Missglückte zu durchdenken und daraus zu lernen. Traurigkeit unterstützt uns dabei, besser nachvollziehen zu können, was wir *nicht* wollen, und gibt uns zu verstehen, was wir wollen und nicht haben. Sie ist der Nährboden für neue Ideen und Lösungen. Wer gerne kreativ arbeitet, weiß, dass gerade in der Traurigkeit die tollsten Bilder, Gedichte oder Lieder entstehen können.

Wer braucht schon Ekel?

Was wir bei der Traurigkeit festgestellt haben, ist beim Ekel noch offensichtlicher. Auf den ersten Blick fühlt es sich natürlich viel angenehmer an, wir müssten nicht die Nase rümpfen, würgen oder brechen. Ein Leben ohne Ekel? Das klingt erst einmal ganz nett. Aber was würde es bedeuten, wenn wir beim Anblick einer verschimmelten Paprika ganz ohne Regung blieben? Stell dir allein vor, was passieren würde, wenn du sie trotzdem essen würdest.

Nach all den Beispielen zu den anderen Gefühlen ist es keine Überraschung, dass auch Ekel unserem Schutz dient. »Pfui, Schimmel ist nicht gut für dich!«, will unser Innerstes damit sagen. »Weg damit!« Gut, dass wir würgen, wenn wir etwas sehr Bitteres und damit vielleicht auch potenziell Giftiges gegessen haben. Das kann Leben retten. Und das funktioniert nicht nur auf die Nahrung bezogen. Wir alle kennen das Gefühl, von jemandem angewidert zu sein. Stell dir vor, da sitzt eine Person ungewaschen, voller Bazillen und laut hustend, sodass die Spucke umherfliegt. Das ist nicht schön. Wenn wir uns in solchen Momenten angeekelt abwenden oder auf Distanz gehen, dann tun wir das, um uns zum Beispiel vor Krankheiten zu schützen. Unser Ekelgefühl ist das erste Element eines Programms, das intuitiv abläuft und für uns wichtig ist.

Überraschend hilfreich

Doch schauen wir weiter: Wie wäre ein Leben ganz ohne Überraschung? Ein unerwarteter Anruf oder ein Reh, das vom Waldrand aus über die Straße rennt – würden wir ohne das Gefühl der Überraschung einfach so weitmachen? Würden wir überhaupt reagieren?

Auch die Überraschung hat natürlich eine Aufgabe: Sie gibt uns zu verstehen: »Hoi, hier ist etwas anders!« Weder anders gut noch anders schlecht – einfach erst einmal nicht so wie gewohnt. Wir stoppen, halten inne und fahren alle Sinne aus, um die Lage zu verstehen. Die Überraschung zeigt uns an, dass es nötig ist, sich zu orientieren oder den Ablauf zu verändern. Sie ist ein wichtiges mentales Programm, das uns dabei hilft, uns an Herausforderungen und Neuerungen anzupassen.

Der Sinn von Freude

Zu guter Letzt werfen wir noch einen Blick auf die Freude. Wie sieht es mit dem Highlight unserer Gefühlspalette aus? Es wäre doch sehr schade, wenn es sie nicht mehr gäbe. Stell dir vor, du siehst einen dir lieben Menschen nach gefühlter Ewigkeit wieder und kannst keine Freude spüren. Deine Gefühlswelt bleibt völlig neutral. Wie wäre das? Oder du isst eine Köstlichkeit und in dir passiert ... nichts! Das ganze Leben wäre irgendwie farblos.

Allein der Gedanke an die Folgen bringt es auf den Punkt. Die Freude sagt uns: »Weiter so! Das ist genau so, wie ich es haben will.« Sie motiviert und feiert uns. Schon die Aussicht auf Freude kann uns zu Höchstleistungen treiben. In der Sprache des Körpers heißt Freude: »Das tut mir gut. Mehr davon!«

Das wollen uns die Gefühle mit aller Kraft sagen

In uns allen ist ein bunter Blumenstrauß an Gefühlen. Sie sprudeln natürlich in uns und aus uns heraus. Das ist ein großes Geschenk. Auch wenn manche von ihnen auf den ersten Blick anstrengend sind, ergibt jedes Gefühl am Ende Sinn. Unsere Gefühle sind eine Art Botschaft. Sie helfen uns, das Leben und Situationen zu verstehen. Sie sorgen dafür, dass es uns langfristig gut geht. Auch wenn es sich kurzfristig erst einmal unangenehm anfühlen kann. Ärger, Ekel, Traurigkeit und Angst können lebensentscheidend sein. Alle Gefühle informieren uns über das, was wir brauchen. Sie sind eine riesige Anzeigetafel unserer Bedürfnisse. Sie geben uns Hinweise zu uns selbst und zu anderen.

Gefühle sind überlebensnotwendig. Unsere inneren Höhen und Tiefen zu sehen und als wesentlichen Teil des Lebens zu verstehen, ist der erste Schritt, damit sie uns im Umgang mit unseren Schmerzen unterstützen können. Doch was ist der zweite Schritt?

Das Chaos ordnen: Zurück zu meiner Mitte

Kannst du manchmal die Menge an Empfindungen in deinem Leben nicht richtig sortieren und verdauen? Die nächsten Seiten können dich dabei unterstützen, deine Gefühle leichter zu verarbeiten. Wir schauen uns an, wie du in deinem Inneren mit starken Hochs und Tiefs umgehen kannst. Wie du mit deinen Gefühlskräften auch das Zwischenmenschliche klären kannst, findest du im nächsten Kapitel (ab Seite 151).

Dem Sturm ins Auge schauen

Du kennst das vielleicht: Etwas war doof, aber du willst nicht darüber nachdenken. Selbst wenn dich jemand nett fragt, was los ist, weichst du möglicherweise aus, oder sagst Dinge wie »Ach nichts.« Warum machen wir das?

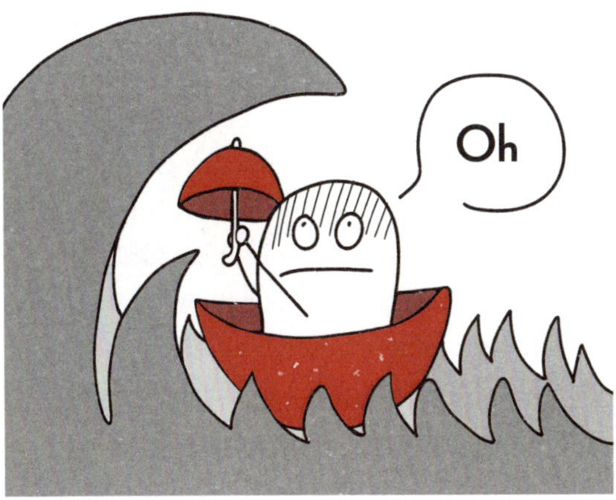

Oft verhalten wir uns so in Momenten, in denen wir uns von unseren Gefühlen entweder völlig überschwemmt fühlen oder überfordert sind mit dem, was da gerade um uns herum und in uns los ist.

Es fühlt sich wie ein riesiges Chaos an. Um im Alltag irgendwie klarzukommen und die anstehenden Aufgaben zu erledigen, schieben wir alles tief nach unten. Wir kehren es unter den Teppich. Kurzfristig ist das eine Topstrategie, um weiterzumachen. Langfristig führt es jedoch zu Problemen. Wenn wir die Unter-den-Teppich-Technik ständig anwenden, entstehen kleine Hügel oder sogar größere Berge auf unserem inneren Teppich. Die Gefahr zu stürzen steigt. Wir können uns richtig weh tun – und das nicht nur im übertragenen Sinne.

Häufig vermeiden wir Angst, Ärger und Co. auf ganz unterschiedliche Art und Weise. Wir gehen zum Beispiel Situationen, die mit herausfordernden Gefühlen verbunden sein können, gezielt aus dem Weg, etwa Besuchen des Vaters, um uns Ärger zu ersparen, den die Begegnungen möglicherweise in uns auslösen.

Oder wir lenken uns ab. Menschen, bei denen der Job und andere Aufgaben übermäßig viel Raum im Leben einnehmen, verfolgen gerne diese Strategie. Das Sich-in-die-Arbeit-Stürzen verhindert, wirklich hinhorchen zu können, was gefühlsmäßig bei uns gerade los ist. Die Arbeit, die Aufgaben, das nächste Ziel sind immer wichtiger. Das kann die beruflich entlohnte Arbeit sein oder die sogenannte »Care-Arbeit«, also das Engagement für die Liebsten und Pflegebedürftigen in der Familie. Die anderen an erste Stelle zu setzen, hilft kurzfristig, den Fokus von sich wegzuschieben. Die gesamte Aufmerksamkeit den anderen zu widmen, drängt zwangsläufig die eigenen seelischen Empfindungen zur Seite. Wir kommen einfach nicht mehr dazu, über uns selbst nachzudenken.

Auch sexuelle oder andere besondere Abenteuer, die unser Interesse binden, sind Möglichkeiten, kurzfristig unsympathische Gefühle zu unterbinden. Weitere Fluchtwege sind Alkohol, andere berauschende Substanzen oder Medien. Ob Videospiel oder soziale

Netzwerke – Ablenkung ermöglicht uns aber nur eine kurze Flucht. Für einen Moment ist alles leichter. Das unerwünschte Gefühl ist wie weggeblasen. Erst später kommt der ernüchternde Schock. Wie eine Welle rauschen die vielen Herzensregungen dann auf uns zu und rufen drängend danach, dass wir sie beachten.

Manche Menschen entwickeln im Umgang mit ihren Gefühlen auch kleine Marotten. Aufräumen oder putzen sind dabei sehr beliebt. Zumindest äußerlich sorgt das erst einmal für Ordnung. Es lenkt ab von dem eigenen inneren Gefühlschaos. Die Wut wird, für den Moment zumindest, schön ordentlich weggeschrubbt. Das eigentliche Problem bleibt allerdings. Die täglichen Mahlzeiten können ebenso eine innere Anspannung lindern. Wir essen mehr, um auch den *emotionalen* Hunger zu stillen. Oder weniger, um zumindest diesen einen kleinen Teil im Leben unter Kontrolle zu haben.

Gefühle können ganz unterschiedlich unter den Teppich gekehrt werden. Viele Personen mit ständigen Körperschmerzen nutzen die Ablenkung als kurzfristig wirksames Mittel, um unliebsame Gefühle – für eine Weile – wegzudrücken. Zumindest tagsüber gelingt es, dem eigenen Gefühlsleben dadurch aus dem Weg zu gehen. Doch irgendwann lässt die Wirkung – wie beim Alkohol – nach. Häufig beschreiben Betroffene, dass gerade am Abend und in der Nacht die Schmerzen viel stärker werden. Sie kommen nicht zur Ruhe, und an Schlaf ist nicht zu denken. Ihre Gefühle fordern am Abend das ein, was den ganzen Tag über keinen Platz hatte. Sie wollen beachtet werden. Gedanken stürzen über uns herein, und alle ärgerlichen, ängstlichen und traurigen Impulse fließen durch unseren Körper. Ein Schwall aus aufgestautem Gefühl. Wie ein geöffneter Staudamm bricht es über uns herein. Wir spüren mehr Schmerz, Unruhe, und wir finden nicht in den Schlaf.

Drücken wir die Gefühle am Tag weg, wirkt sich das also direkt auf die Schmerzen aus. Nur, was ist der Grund dafür? Vielleicht kann das folgende kleine Gedankenspiel für etwas mehr Klarheit sorgen.

Gedankenexperiment
Der Ball im Wasser

Erinnere dich bitte einmal an deinen letzten Besuch im Schwimmbad, bei dem du einen mit Luft gefüllten Ball dabeihattest. Wenn du magst, stell dir jetzt vor, wie du diesen Ball unter Wasser drückst. Versuche vor deinem inneren Auge zu sehen, wie du ihn unter Wasser hältst und welchen Herausforderungen du dabei begegnen könntest. Wie würde sich das anfühlen? Wo im Körper müsstest du dich vielleicht besonders anstrengen? Und was denkst du, wie lange würdest du diesen Zustand aushalten?[1]

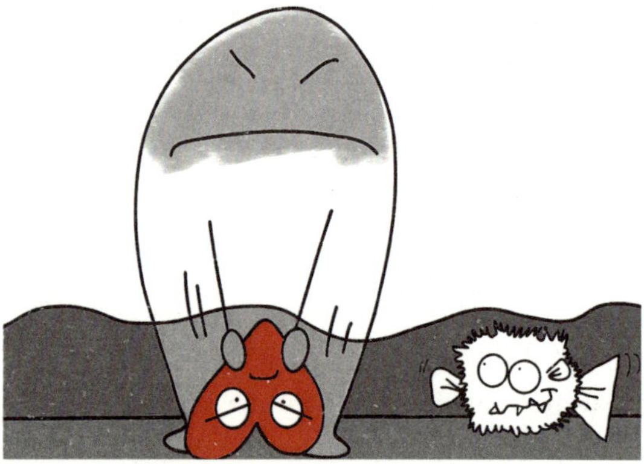

Unabhängig davon wie groß oder stark du bist, lässt sich definitiv sagen, dass die Übung mit dem Ball Kraft kostet. Selbst wenn du sie fünf Minuten lässig hinbekommen würdest, nach 24 Stunden sähe das wahrscheinlich schon anders aus. Mit unseren Gefühlen ist es genauso, wie mit dem Ball im Wasser: Es kostet unheimlich Kraft, sie zu unterdrücken. Und das nicht nur mental, sondern auch körperlich. Unterdrücken wir zum Beispiel Ärger, steigt die Muskelanspannung.[2] Alles fühlt sich mehr verkrampft an und tut auf lange Sicht weh.

Den Ball, oder im übertragenen Sinne die Gefühle, loszulassen, kann tatsächlich erst einmal Angst machen. So richtig wissen wir ja nicht, was passiert und wohin das auftauchende Gefühl »springt«. Das ist sehr verständlich. Oft ist genau diese Angst der Grund dafür, dass wir es uns häufig so verbissen verkneifen, über Gefühle nachzudenken oder zu sprechen. Zum Teil haben wir das schon früh gelernt: Gefühle wegstecken und weitermachen. In bestimmten schwierigen Situationen mag diese Strategie wichtig gewesen sein, um mit Überforderung und Leid zurecht zu kommen. Wurde sie über Jahre erlernt, ist es nicht verwunderlich, wenn bis heute Unsicherheiten und Befürchtungen da sind, sich tiefgründiger mit den eigenen inneren Schattenseiten zu befassen.

Gleichzeitig ist genau das unsere Chance, körperliches Leiden zu verringern. Dem Sturm ins Auge zu schauen. Du wirst mit großer Wahrscheinlichkeit überrascht sein, was du siehst und vor allem welche hilfreichen Auswirkungen es haben kann, die verborgenen Gefühle auf den Tisch zu packen, um sich damit auseinanderzusetzen. Den Gefühlsball einmal loszulassen. Manchmal ist das die Art von Befreiung, die wir lange herbeigesehnt haben.

Gerade dann, wenn wir erst abends spüren, wie stark es um unsere Schmerzen im Körper steht, braucht es einen anderen Umgang. Wir können aufgestaute Gefühle und die damit verbundene Anspannung lösen, indem wir uns ihnen bereits tagsüber ab und an widmen. Lassen wir den Großteil unseres inneren Drucks los, wenn es draußen noch hell ist, ist der innere Füllstand abends nicht mehr ganz so hoch.

Wir kommen nicht darum herum, den Teppich hochzuklappen und zu schauen, was darunter liegt. Auch wenn sich leise und sehr verständliche Gedanken wie »Kann ich das überhaupt aushalten?« melden, sende dir selbst ein klares Ja zu. Du schaffst das! Du hältst es doch sowieso schon aus. Selbst wenn du deinen Kopf ständig ablenkst, arbeitet alles unterschwellig weiter. Der Körper übernimmt das Aushalten. Er konserviert die Anspannung unbeliebter Ängste oder Ärgergefühle. Deswegen widme dich bewusst deinen Gefühlen. Hebe sie eine Etage höher: aus den Tiefen deines Körpers in die Klarheit deiner bewussten Aufmerksamkeit. Bewusst zu schauen, was da gefühlsmäßig los ist, kann ein Gamechanger sein. Gerade weil unsere Gefühle so unglaublich viel Einfluss auf unsere Muskeln, Neurotransmitter und Entzündungen haben, ist das sehr sinnvoll.

Gestatte dir dafür, mit einer kleinen Übung zu starten. Sie kann dir helfen, mehr mit deinen Gefühlen in Kontakt zu kommen, denn sie unterstützt dich dabei, allen inneren Regungen den Raum zu geben, den sie brauchen. Diese Übung kannst du nutzen, um entweder ganz neue Gefühle, die noch nicht »unter den Teppich gekehrt« sind, oder ältere Empfindungen, die sich vielleicht schon längere Zeit »unter deinem Teppich tummeln«, näher anzuschauen.

Mit der Gefühlslupe unterwegs

Worüber möchtest du im Moment nicht sprechen? Was willst du gerade eher von dir wegschieben? Erlaube dir, für kurze Zeit einmal einen Blick darauf zu werfen. Auch wenn die Situation schon vorbei ist und du nicht mehr darüber nachdenken willst – vermutlich beschäftigt sie dich noch, wenn du ehrlich zu dir bist. Versuche deshalb, auf die folgenden Fragen Antworten zu finden. Wenn es sich für dich stimmig anfühlt, mach dir gerne auch Notizen.

Was war das für eine Situation?

- Wer war dabei?
- Wo hat das Ganze stattgefunden?
- Was hast du in diesem Moment gerade gemacht?

Was hat die Situation bei dir ausgelöst?

- Was hast du in dem Moment gedacht?
- Wo hast du das körperlich gemerkt? Wie hat dein Körper reagiert?
- Welches Gefühl ist bei dir entstanden?
- Was hast du dann gemacht?

Warum hast du gerade so reagiert, wie du reagiert hast?

- Hat dich die Situation oder die Person, die daran beteiligt war, irgendwie an früher erinnert?
- Haben bestimmte Überzeugungen dazu geführt?
- Haben dir vielleicht Strategien oder Mittel gefehlt, um anders reagieren zu können?

Welche Folgen hatte die Situation für dich?

- Welche kurz- und langfristigen Auswirkungen gab es?
- Auf dich? Oder auf andere? Oder auf die Umstände?

Was hättest du dir in der Situation gewünscht?

- Wie hättest du lieber reagiert?
- Welche Reaktion hast du dir von dir selbst oder von den anderen gewünscht?

Wie geht es dir gerade, wenn du auf deinen Notizzettel schaust? [3]

Anne Juliane spricht

Benjamin spricht

Egal, wie du in der Situation reagiert hast, du hattest in diesem Moment vermutlich gute Gründe. Im Nachgang ist es oft leichter, andere Optionen zu erkennen. Auch die Nachteile dessen, was wir gesagt oder nicht gesagt haben, sind später offensichtlicher. Gleichzeitig läuft in solchen Stressmomenten unser Überlebensprogramm ab. Ganz automatisch. Wie ein intuitiver Schutzimpuls. Und das ist gut und wichtig. Auch wenn es im Nachhinein unsinnig erscheint, in dem Moment war es absolut nachvollziehbar.

Hast du dich schon mal gefragt, warum manche Menschen in bestimmten Situationen ruhig bleiben und andere wütend oder panisch werden? In ein und derselben Situation? Ein einfaches Beispiel: Bus verpasst. Die eine Person denkt: »Ach, da nehme ich den nächsten und komme eben ein bisschen später.« Sie fühlt Gelassenheit. Die nächste Person denkt: »Ohhhh nein, ##!$&##!, ich komme zu spät, ich verpasse alles. Was jetzt?!!!!« Sie fühlt mit großer Wahrscheinlichkeit Angst oder Ärger.

Wie kommt es, dass wir in ein und derselben Lage von Mensch zu Mensch so unterschiedlich fühlen?

Es überrascht kaum, dass unsere Vergangenheit dabei eine Rolle spielt. Die Erfahrungen aus unserem bisherigen Leben bestimmen unsere Reaktionen mit. Sogar die, die wir noch vor der Geburt im Bauch unserer Mutter gemacht haben. Die Erlebnisse und Gefühle werdender Mütter sind gleichzeitig die Erlebnisse des noch ungeborenen Babys. Sind wir erst einmal auf der Welt, beginnen wir Dinge, Orte, Zeiten und Menschen miteinander zu verknüpfen. Wir lernen ununterbrochen, indem wir uns genau merken, wofür wir belohnt werden, zum Beispiel mit einem lieben Wort, Zärtlichkeit oder Zuwendung. Genauso prägt sich uns ein, wofür wir bestraft werden, mit Entzug von Liebe, körperlicher oder verbaler Gewalt oder Ausgrenzung. Wir speichern alles ab. Schon als Kind spüren wir, wie unsere wichtigsten Bezugspersonen gelaunt sind oder wie sie mit bestimmten Situationen umgehen. Selbst die Kleinsten haben da ganz feine Antennen. Alle Lernerfahrungen, all das, was wir gesehen und nachgeahmt haben, prägt unsere späteren Reaktionen. Es ist abgespeichert und wird ganz automatisch aktiviert.

Im Erwachsenenalter reagieren wir bei einem verpassten Bus gelassen, wenn uns zum Beispiel ein verständnisvoller Umgang mit solchen Situationen in der Familie vorgelebt wurde. Umgekehrt kann bei einem Menschen, der in der Vergangenheit für Unpünktlichkeit getadelt oder sogar beschämt und entwertet wurde, schnell große Panik entstehen.

Unsere biografische Prägung ist ein riesiges und sehr spannendes Feld. Falls du dich dafür interessierst, tiefer in deine Lebensgeschichte einzutauchen und zu verstehen, wie dich deine Vergangenheit beeinflusst, kann Psychotherapie eine hilfreiche Möglichkeit sein. Viele können dadurch nachvollziehen, warum sie so ticken, wie sie ticken. Auch dieses Wissen kann eine wertvolle Unterstützung sein. Vielleicht hast du schon einmal darüber nachgedacht? Aber auch ohne Psychotherapie kannst du genauer hinschauen, welche konkreten Impulse helfen, mit den vielen Empfindungen aufzuräumen.

Herzensregungen eine Form geben

Um einen seelischen Sturm vorüberziehen lassen zu können, ist es entscheidend, die inneren Regungen stärker nach außen zu bringen. Es geht darum, den Gefühlen einen Ausdruck zu geben. Alles, was undefiniert im Inneren herumwabert, ist ungünstig. Es ist wie bei einer Papiermülltonne, die nie geleert wird. Klar, wir können immer mehr hineinstopfen, manch eine/r klettert vielleicht selbst noch in die Tonne, um den Müll zusammenzupressen. Aber irgendwann ist sie dann eben wirklich bis oben hin voll. Der hohe Druck im Inneren lässt nicht mehr Füllung zu. Alles schreit danach, wieder ausgeleert zu werden.

Genau wie der Inhalt der überquellenden Papiertonne wollen sich auch unsere Gefühle ausdehnen. Irgendwann wird es zu eng im Inneren. Sie drängen heraus aus dem Gefäß, das wir Körper nennen. Gefühle funktionieren dabei wie Wasser, wenn es seine Erscheinungsform von flüssig zu Gas verändert. Wird Wasser erhitzt, geraten die Teilchen in Bewegung. Sie wollen wandern, denn wohin sonst mit der ganzen Energie? Können sie nicht heraus, stoßen sie an die Wände. Es entsteht eine Art Wucht, die sich befreien möchte. Viele bedeutende Erfindungen fußen auf dieser Dynamik. Die Dampflokomotive ist eine der berühmtesten Techniken, die sich diesen Effekt zu Nutze macht. Wir alle wissen, was passiert, wenn wir beim Nudelkochen vergessen den Deckel abzunehmen und bei höchster Stufe hochheizen. Unserem Körper geht es ähnlich, wenn er Gefühle hat, die innerlich alles zum Kochen bringen. Lassen wir den vorgestellten Deckel auf dem Topf, kocht es auch in unserem Körper über. Das liegt, analog zum Wasser, in der Natur der Gefühle. Die Gefühle suchen sich ihren Weg, selbst wenn sie am Ende über den körperlichen Schmerz ihre ganze Kraft entladen müssen.

Nur wenn wir unser Gefühlsleben dabei unterstützen, sich frei zu bewegen, ähnlich den Wasserteilchen, die im gasförmigen Zustand Platz brauchen, können wir einen gesunden Weg für uns finden. Es geht darum, die Gefühle sich verteilen zu lassen. Wie Dampf, der sich im Raum verliert, können sich dadurch Angst, Ärger und Traurigkeit lösen. Doch wie kann das konkret funktionieren?

Es gibt verschiedene Möglichkeiten, unseren Gefühlen ausreichend Platz einzuräumen. Schau einfach, was dich am meisten anspricht. Am Ende ist es eine Frage des Geschmacks. Hauptsache, es fühlt sich für dich stimmig an.

Über Gefühle sprechen

Menschen mit ständigen Schmerzen sind oft ausgenommen rücksichtsvoll. Sie wollen andere davor bewahren, sich mit zu viel Gefühlskram beschäftigen zu müssen. »Die Herzensmenschen haben doch schon so viel mit sich zu tun und jetzt sollen sie sich noch den ganzen Kummer anhören?« ist dabei ein häufiger Gedanke.

Ja! Beziehungen sind keine Einbahnstraße. Im Gegenteil. Zuhören und Anteilnahme sollte in beide Richtungen funktionieren. Und dabei geht es nicht darum, dass die andere Person sofort eine Lösung parat hat. Es geht vielmehr um die Möglichkeit, einfach mal erzählen zu können, was einen umtreibt. Beim Sprechen sortiert sich Vieles, was sich im Inneren noch so unklar anfühlt. Das Reden selbst wird für den Moment zur Lösung.

Wichtig ist, hinzuspüren, zu wem du Vertrauen hast. Welche Person schätzt du und wer schätzt dich? Dort bist du gut aufgehoben. Mit diesem Menschen kannst du es wagen, etwas mehr von dir und deinen Nöten zu zeigen. Manchmal kann es dabei helfen, sich vorher das Okay abzuholen.

- Ich habe etwas, das mich im Moment beschäftigt. Hättest du fünf Minuten für mich?
- Ich habe etwas auf dem Herzen. Darf ich dir davon erzählen?

Die andere Person kann auf diese Weise eigenverantwortlich prüfen, ob sie bereit ist, sich dir für den Moment voll und ganz zu widmen. Mit ihrem Einverständnis kann es für dich leichter sein, einen Anfang zu finden. Und selbst wenn es nicht passt, ist das auch okay. Entweder das Gespräch lässt sich vertagen, oder die Person ist vielleicht doch nicht die richtige Adresse für dich.

Entscheidend kann sein, sich wirklich zu sehen und zu hören. Da reicht es nicht, mit dem Handy Nachrichten zu verschicken. Es braucht die volle Präsenz des anderen Menschen. Dessen Mimik, Gestik, Stimmlage und Berührungen tragen zu unserer Entlastung bei. Ein (Video-)Telefonat kann auch hilfreich sein. Noch besser ist es jedoch, sich wirklich von Angesicht zu Angesicht sehen und erleben zu können.

Falls im Moment keine Person verfügbar sein sollte, der du erzählen kannst, was mit dir los ist, dann lohnt es sich, auf öffentliche Angebote zurückzugreifen. Die Möglichkeit, sich an ein Sorgentelefon zu wenden, steht allen Menschen kostenlos zur Verfügung. Die Telefone sind zum Teil rund um die Uhr mit verständnisvollen Personen besetzt, die bereit sind, zuzuhören. Ob die Seelsorge der Kirchen oder das bundesweite Elterntelefon, die Nummer gegen Kummer für Kinder oder das Hilfstelefon bei Gewalt – all das sind Chancen, inneren Ballast abwerfen zu können. Insbesondere dann, wenn es gerade akut im Inneren brennt.

Im Idealfall findest du in deinem näheren Umfeld regelmäßig Gelegenheiten, mehr in Erscheinung zu treten, mit dem, was dich gerade stört oder traurig macht. Und auch wenn du den Eindruck hast, dass du schon viel erzählst – schaue einmal tief in dich: An welcher Stelle in deinem Leben ist, was das Reden betrifft, vielleicht noch Luft nach oben? Möchtest du vielleicht noch mehr *wirklich* über das sprechen, was dich gerade bewegt? Nicht nur oberflächlich, sondern mit Tiefgang?

Manchmal neigen wir dazu, Angst, Ärger und Co. eher klein zu reden. Wir sprechen höflich und angepasst und sagen vor allem das, was das Gegenüber vermeintlich gerade braucht. Nicht selten schaffen wir das mit einem strahlenden Lächeln, das selbst den geübtesten Zuhörenden täuschen kann. Viele Betroffene sagen deshalb selbst von sich, dass die eigene Fassade nach außen hin stimmt. Wir neigen dazu, weniger Tiefgreifendes von uns zu erzählen.

Doch warum diese Zurückhaltung? Es kann sein, dass es darum geht, die Liebsten zu schützen und sich den anderen nicht »zuzumuten«. Aber auch die Angst, abzuweichen, schwach oder hässlich zu wirken, kann das Kleinreden begünstigen. »Was soll schon sein? Ist alles halb so wild. Alles gut«, sprudelt dann nicht selten aus uns heraus, obwohl es doch so ganz anders in uns aussieht. Das Problem dabei ist, dass es unheimlich viel Kraft kostet, den eigenen Zustand vor den anderen zu verstecken und fröhlich nach außen hin zu glänzen. Durch das Ausweichen und Schönreden besteht die Gefahr, dass unsere Gefühle zu Bagatellen abgestempelt werden und sogar wir selbst sie nicht mehr ernst nehmen: »So wichtig ist es nicht.«

Oder doch? Sich selbst zu erlauben, auch mal zu schimpfen oder aus der Rolle zu fallen, kann sehr entlasten. Tränen zeigen zu dürfen. Warum auch nicht? Es ist absolut menschlich. Den Ärger dort zu platzieren, wo er hingehört, um zu verhindern, dass er sonst irgendwo unkontrolliert aus uns herausplatzt. Zum Beispiel bei Menschen, die eigentlich nichts damit zu tun haben. Natürlich dürfen wir auch meckern, wenn uns etwas aufregt oder wir verstimmt sind, weil etwas passiert ist. Das, was wir in diesen Momenten fühlen, hat einen Grund. Unsere Vertrauensperson wird mit großer Wahrscheinlichkeit davon hören wollen. Erlaube deinen Herzensmenschen um dich herum, für dich da sein zu dürfen. Genau auf dieselbe Weise, wie du vielleicht auch für sie da bist. Vermeintliches Meckern und Jammern gehören zu einem gesunden Umgang mit Gefühlen dazu. Es entlastet dich und deinen Körper. Deswegen: Fass dir ein Herz und trau dich! Ganz mutig. Heute kann der erste Tag sein, um ein bisschen mehr ins Erzählen zu kommen.

Gefühle aufschreiben

Ein anderer Weg, Gefühlen mehr Platz im Alltag einzuräumen, besteht darin, alles zu Papier zu bringen. Aufzuschreiben, was Personen, Situationen oder Dinge in uns auslösen. Den inneren Tornado dokumentieren – wie eine Art Wetterbericht der Gefühle. Worte finden und festhalten. Das Aufschreiben kann wesentlich dazu beitragen, dass wir uns gelöster erleben. Schmerzen können sich dadurch nachweislich kontrollierbarer oder insgesamt weniger anfühlen.

Auch die Forschung beschäftigt sich mit diesen angenehmen Auswirkungen des Schreibens. In einer Studie dazu wurden die

Teilnehmenden, die alle an chronischen Schmerzen litten, in zwei Gruppen aufgeteilt: Die eine wurde gebeten, einen Brief an die Person zu schreiben, über die sie sich im Moment am meisten ärgerte; die andere Gruppe machte sich lediglich Notizen darüber, was sie in den nächsten Tagen so vorhatte.[4] Die Briefe gingen nur an die Forschenden und nicht an die Person, die den Ärger ausgelöst hatte. Die Mitwirkenden bekamen 20 Minuten Zeit und sollten diese Zeit vollumfänglich ausschöpfen. Wer früher fertig war, wurde freundlich aufgefordert, weitere Gedanken zu ergänzen. Zweieinhalb Wochen später wurde das Vorgehen wiederholt, mit der ergänzenden Vorgabe, die Gefühle noch etwas mehr zu verdeutlichen.

Die 2x20 Minuten hatten einen bemerkenswerten Effekt. Die Teilnehmenden der Gruppe, die den ärgerlichen Brief schreiben durften, fühlten sich weniger depressiv als diejenigen, die keinen ärgerlichen Brief, sondern lediglich über ihre Pläne für den nächsten Tag geschrieben hatte. Dabei entfaltete die Maßnahme erst mit voranschreitender Zeit ihre Wirkung. Während vier Wochen, nachdem der letzte Brief verfasst war, noch kaum Unterschiede zu sehen waren, offenbarten sich neun Wochen später deutliche Veränderungen. Die Testpersonen, die einen Ärgerbrief verfasst hatten, fühlten sich sichtlich besser im Vergleich zur Kontrollgruppe. Die Briefeschreibenden gaben zu Protokoll, weniger Schmerzen zu haben und diese leichter beeinflussen zu können. Und das nur, weil sie 2x20 Minuten ihren Ärger niederschreiben konnten! Die Erklärung dafür ist leicht: Schreiben hilft uns dabei, den Ärger und damit auch den Druck im Inneren zu lösen. Statt unserem Körper verwahrt nun das Papier unsere Eindrücke und Gedanken. Indem wir es aufschreiben, analysieren wir außerdem unterschwellig die Lage und formulieren zum Teil schon Lösungen, auf die wir später schnell zurückgreifen können.

Was das Briefschreiben wohl bei dir für einen Effekt hätte? Vielleicht probierst du es mal aus und schaust, was das mit dir macht?

Der Wutbrief

Nimm dir dafür etwas Zeit, idealerweise 20 Minuten, Stift und Papier oder nutze gerne auch deinen Computer oder dein Tablet. Denke an die Person, die dich in letzter Zeit auf die Palme gebracht hat. Vielleicht hat es großen Ärger bei dir ausgelöst, vielleicht auch nur eine kleinere Irritation. Jede Situation ist für die Übung geeignet. Versuche nun das, was dich in diesem Zusammenhang so stark bewegt, in einem Brief an diese Person aufzuschreiben.
Wichtig dabei ist:

- Weise in deinem Brief konkret auf die Dinge und Verhaltensweisen hin, die dich ärgerlich machen.
- Versuche in deinem Brief genau zu erklären, warum dich das so ärgerlich macht.
- Beschreibe, was du dir für die Zukunft wünschst, damit du weniger ärgerlich bist.

Bitte nutze die komplette Zeit zum Schreiben, ein Timer kann dich dabei unterstützen. Wenn der Brief fertig geschrieben ist, kannst du entspannt entscheiden, was du nun damit machen möchtest. Archivieren, verbrennen, abschicken oder der Person vorlesen? Alles ist möglich. Achte dabei vor allem darauf, was sich für dich am stimmigsten anfühlt.

Ein Klassiker ist das Tagebuch. Darin kann man sich einfach alles von der Seele schreiben. Nicht nur die reinen Abläufe und Geschehnisse eines Tages, sondern auch, was gefühlsmäßig los war. Was uns wirklich bewegt hat. Quasi mit verstärktem Fokus auf unsere Aufs und Abs aus Freude, Unbehagen, Sorge, Wut oder Überraschung. Untersuchungen zeigen,[5] dass Frauen mit chronischen Schmerzen im Becken, die drei Tage hintereinander jeweils 20 Minuten Tagebuch schrieben, ihre Beschwerden deutlich milder und sich selbst insgesamt weniger beeinträchtigt erlebten, als diejenigen, die keine Aufzeichnungen machten. Besonders profitierten die Teilnehmerinnen davon, die zu Beginn der Studie noch hin- und hergerissen waren, ob sie ihre Gefühle anderen gegenüber zeigen dürfen. Auch die Frauen, die dazu neigten, Dinge schnell als schlimm zu bewerten, nahmen viele schmerzbezogene Verbesserungen wahr.

Dass nach drei Tagen mit 20 Minuten Schreiben solche Effekte verzeichnet werden können, ist sehr beeindruckend. Davon träumt manche Pharmafirma. Und das Beste dabei ist: Wir haben alles schon da, was wir dafür brauchen. Es reichen dein Lieblingsstift und ein Stück Papier, fertig ist die Vorbereitung. Vielleicht möchtest du auch ein Notizbuch nutzen oder digital deine Gefühle aus dir heraustippen. Mit dem Computer oder einer Tagebuch-App lässt sich das tägliche Gefühlsleben auch wunderbar festhalten. Probiere es gerne aus und schaue, ob das eine Möglichkeit für dich sein kann. Beobachte, wie es sich anfühlt, wenn deine Gedanken und inneren Regungen aus deinem Körper über deinen Stift auf das Papier oder in den Bildschirm hineinfließen können.

Tanzen befreit

Menschen, die Hunde haben, wissen: Wenn die Vierbeiner unter Stress stehen, schütteln sie sich gerne, das entspannt sie. Die Hundehaare fliegen davon und mit ihnen die Aufregung.

Rütteln und Schütteln hilft. Stehen wir Menschen unter Strom, können auch bei uns Gefühle große Anspannung im Körper aufbauen. Wie bei den Tieren braucht es eine Möglichkeit, sich von der Spannung wieder zu befreien. Wir wollen dem Körper die Möglichkeit geben, Angst, Traurigkeit, Ärger oder Freude zu spüren und darüber »herauszulassen«. Aus dem Inneren nach draußen.

Viele Studien haben gezeigt:[6] Tanzen reduziert maßgeblich Schmerzen im Körper. Egal, ob in den Untersuchungen Tanztherapie, Zumba, Aerobic, Biodanza oder Tango praktiziert wurde – es hat geholfen. Auch über die Schmerzarten hinweg. Ganz unabhängig davon, ob die Teilnehmenden an Ganzkörperschmerzen oder Rheuma oder Multiple Sklerose litten: Tanzen veränderte etwas.

Woran liegt das? Schon Musik zu hören, kann das Schmerzerleben entscheidend verändern, wie Studien mehrfach nachweisen konnten.[7] Musik bahnt sich ihren Weg durch unseren Körper und weckt in uns die Lust nach Bewegung. Sie regt unseren Kreislauf an, löst Spannungen und fördert die Durchblutung. Und nicht nur das: Tanzen macht uns neugierig, Kontakt aufzunehmen, mit uns selbst oder mit anderen.[8] Insbesondere dann, wenn wir mit jemandem tanzen. Melodien helfen uns, mit unserem Körper und unserem Inneren in Austausch zu treten. Große Wut, Traurigkeit oder das Gefühl von Ekel lösen sich, und wir können unsere innere Anspannung wie der Hund abschütteln. Darüber hinaus steigert Musik, die uns gefällt, in Kombination mit spielerischen Bewegungen unser Wohlbefinden. Es werden außerdem Glücksneurotransmitter ausgeschüttet, die wiederum helfen, Schmerzen zu hemmen (siehe Seite 72).

Um zu tanzen, braucht es nicht zwingend einen Kurs oder eine Tanzbegleitung. Das sind sicherlich schöne Optionen, aber du kannst genauso gut zu Hause, mit dir selbst als Hauptperson, loslegen.

Freitanzen

Schaue in deinem Audio-Streaming-Dienst oder klassisch in deiner CD-/Schallplattensammlung nach Musik, die intuitiv zu deiner heutigen Stimmung passt. Manche Anbieter haben bereits passende Playlists zu verschiedenen Gefühlen oder du hast spontan selbst ein Lied im Kopf, das sich willkommen anfühlt.

Suche dir nun einen Ort, an dem du dich wohlfühlst und du etwas Platz hast. Du solltest mindesten deine Arme nach rechts und links ausbreiten und dich einmal im Kreis drehen können. Falls du die Möglichkeit hast, noch mehr Raum nutzen zu können – wunderbar!
Stelle nun die Musik auf eine Lautstärke ein, die sich für dich angenehm anfühlt und zum Bewegen einlädt. Während du die ersten Töne hörst, spürst du vielleicht, wie die Schallwellen dein Trommelfell rhythmisch zum Schwingen bringen. Lass dich – wenn es dir möglich ist, gerne mit geschlossenen Augen – von den Melodien umhüllen. Spüre die Impulse, die die Musik in dir auslöst. Während du sanft dein Inneres beobachtest, kannst du mit dem nächsten Ausatmen den ersten Regungen nachgeben. Finde in die Bewegung. Lass dabei deine Arme und Beine tun, was sie automatisch tun. Instinktiv führt dich dein Körper durch die Klänge. Vielleicht nimmst du dabei wahr, dass die Bewegungen harmonisch zu deinem Gefühl passen. Alles geschieht dabei aus dem Bauch heraus.
Folge der Musik mit deinem Körper – so lange, wie es sich für dich richtig und rund anfühlt. Fünf bis zehn Minuten können vollkommen reichen. Wenn du das Tanzen beenden möchtest, bleibe zum Schluss noch für einen kurzen Moment still stehen. Was spürst du?

Tanzen ist eine gute Möglichkeit, die Gefühle auszudrücken, die im Moment gerade da sind. Es geht darum, den Gefühlssturm aus dem Körper zu befreien. Je nachdem, wie es dir nach dem ersten Tanzen geht, kannst du die Übung noch erweitern. Du kannst das Freitanzen wiederholen, nur diesmal mit einer Musik, die für dich mit Freude, schönen Erinnerungen oder Lust verbunden ist. Beobachte, wie sich das anfühlt und wie es dir damit geht.

Musikalische Wege gehen

Selbst Klänge zu produzieren, kann ein wohliger Weg sein, das, was wir fühlen, in etwas zu übersetzen, das außerhalb von uns liegt. Wer Klavier, Gitarre oder ein anderes Instrument spielt, weiß, wie tiefgehend das sein kann. Eine Melodie vom Notenblatt abzuspielen oder frei zu improvisieren kann ausdrücken, wozu Worte manchmal nicht in der Lage sind. Falls du zu den Glücklichen zählst, die ein Instrument beherrschen, fühl dich eingeladen, das für dich zu nutzen. Selbst wenn die Noten schon lange verstaubt im Regal liegen, heute kann ein guter Moment sein, sie aus ihrem Winterschlaf zu wecken. Taste dich an die Klänge heran. Nutze deine Hände, um Tonfolgen entstehen zu lassen. Findest du vielleicht sogar ein Stück, das zu deinem heutigen Gefühl passt? Das die Angst, Traurigkeit oder Freude verkörpert, die du heute mit dir herumträgst? Wenn ja, folge deinem Impuls. Musik kann wunderbar klärend wirken.

Und selbst wenn du weder Geige noch Flöte und Co. spielst: Die meisten Menschen verfügen über ein beeindruckendes Instrument – die eigene Stimme. Unsere Stimmlippen im Kehlkopf sind in der Lage, Schall zu produzieren, wobei Gefühle die Stimmlage beeinflussen können. Sind wir zum Beispiel sehr aufgeregt, klingt unsere Sprache manchmal hoch oder gebrochen. Umgekehrt können wir unsere Stimme bewusst einsetzen, um unserem Gefühlsleben Raum zu geben. Überall auf der Welt singen Menschen, Gesang ist Teil vieler Kulturen und Praktiken. Es scheint, als wüssten wir intuitiv, welch heilsame Effekte damit verbunden sein können. Auch die Forschung konnte zeigen, dass Personen mit ständigen Schmerzen im Körper von gemeinsamem Singen profitieren.[9] Schon zehn Singeinheiten mit Atemübung, Warm-up und gitarrenbegleiteten Liedern bewirkten etwas. Die Studienteilnehmenden erlebten das Musizieren als empowernd, motivierend und selbstwertstärkend. Darüber hinaus hatten sie das Gefühl, mit ihren Schmerzen besser umgehen zu können. Sie beschrieben, mehr positiv erlebte Gefühle zu spüren und herausfordernde Gefühlswallungen besser verarbeiten zu können.[10]

Es lohnt sich also zu überlegen, wo und wann sich die Gelegenheit bietet, gemeinsam mit anderen zu singen. Ob in der Familie, mit Freunden, im Chor, einem Singkreis oder im Gottesdienst. Aber auch zu Hause für dich, ganz traditionell mit einem Liederbuch in der Hand, kann singen Wirkung zeigen. Mitsing-Apps können ebenfalls eine inspirierende Variante sein. Singen hilft, selbst dann, wenn du dich für unbegabt hältst. Was zählt, ist die Vibration im Körper. Wie das am Ende klingt, ist vollkommen gleich. Die wohltuende Wirkung entfaltet sich vor allem durch die Kopplung von Atmung und Schwingung.

Folgendes kleines Experiment kann für eine erste Stimmerprobung hilfreich sein. Fühl dich eingeladen zu beobachten, wie du das erlebst.

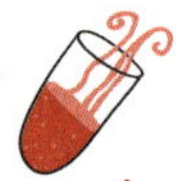

Experiment

Von Stumm zu Summ(en)

Nimm dir eine Minute Zeit, um dich kurz zu erinnern, was dich zuletzt gefühlsmäßig in Wallung gebracht hat. Denk dich dahin zurück.

Hol jetzt tief Luft und beginne zu summen. Du bestimmst, in welcher Lautstärke und in welcher Tonlage du summst. Du kannst dabei gerne etwas experimentieren. Schaue, was es mit dir macht, wenn du beispielsweise die Tonhöhe veränderst. Fühlt es sich anders an, wenn du lauter oder leiser summst? Was ist angenehmer: mit geschlossenen oder leicht geöffneten Lippen?

Finde dich in deine Summstimme ein. Versuche, die Tonlagen mit den Eindrücken zu koppeln, die du mit der jüngsten Erinnerung verbindest.

Wie fühlt sich das für dich an?

Summen ist die kleine Schwester des Singens. Es massiert den Körper von innen. Die Stimme darf dann nach außen tragen, was sich möglicherweise im Inneren an Spannungen aufgetan hat. So simpel es klingen mag, schon diese einfache Technik kann ein äußert wirksames Mittel im Alltag sein, Gefühlen etwas mehr Raum zu geben.

Malen hilft

Farben und Formen zu Papier zu bringen, ist ein anderer Weg, sich mit den eigenen Gefühlen zu beschäftigen. Durch Malen können Dinge sichtbar werden. Insbesondere, wenn es uns schwerfällt, mit Worten zu beschreiben, was wir fühlen, kann das eine Lösung sein. Beim Malen setzen wir uns auf eine nicht-verkopfte und erlebnisorientierte Art mit unseren Erfahrungen auseinander und können die Gefühle, die dabei entstehen, leichter akzeptieren.[11] Malen wirkt sich auf unsere Gesundheit aus. Schmerzen können dabei nachweislich weniger werden, denn wir können starke gefühlsmäßige Regungen auf kreative Art und Weise besser verdauen.[12]

Dabei geht es nicht darum, große Kunst zu produzieren, sondern darum, mit Pinsel oder Stift in der Hand auszudrücken, was einen gerade beschäftigt. Ob schön oder nicht – es zählt, wie es uns dabei geht. Oft sind es gerade die Zustände, die noch so unbestimmt im Inneren herumgeistern, die uns belasten. Finden wir eine Möglichkeit, sie mit Farben zu Papier zu bringen, ähnlich wie beim Tagebuchschreiben, kann sich vieles von allein ordnen. Es ist erstaunlich, was unsere Intuition dabei entstehen lässt.

In der Forschung ließ sich nachweisen, dass während des Malens jene Areale des Gehirns aktiviert sind, die auch arbeiten, wenn wir Gefühle erleben.[13] Es passiert etwas, wenn wir kreativ sind. Malen kann wie ein Schlüssel sein, der die Tür zu einem Zimmer öffnet, das wir selten betreten und von dem wir gleichzeitig wissen, dass etwas Wichtiges darin zu finden ist.

Malen hat schon manchen Menschen durch schwere Zeiten geholfen. Auch wenn du bisher keinen Bezug zum Malen hattest, kannst du versuchen herauszufinden, ob die Technik dich zukünftig unterstützen kann. Schaue dazu, welche Materialien sich für dich richtig anfühlen. Was spricht dich an? Was hast du früher gemocht? War es Aquarell, Kohle, Ölfarbe oder einfach nur der Bleistift? Manche haben noch irgendwo alte Malsachen verstaut, die darauf warten, mit neuem Leben gefüllt zu werden. Vielleicht ist das bei dir auch so?

Falls du dir etwas Anleitung wünschst, kannst du zum Beispiel einen Malkurs besuchen. Einmal wöchentlich gemeinsam mit anderen und gleichzeitig für dich allein vor einer Leinwand zu stehen, kann eine inspirierende Option sein, sich dem Malen zu widmen. Und manchmal genügt schon eine kleine Übung, um den Anfang zu machen.

(Gefühls-)Bildende Kunst

Du benötigst lediglich drei Minuten deiner Zeit, einen Stift und ein Stück Papier, ein kleiner Notizzettel reicht.
Besinne dich nun auf das, was dich gerade beschäftigt, was dir Sorgen bereitet, dich ärgert, traurig macht oder freut.
Nutze Zettel und Stift, um aufzumalen, wie das Gefühl aussehen könnte. Welche Form oder Beschaffenheit hätte es, wenn es auf zwei Dimensionen eingedampft wäre? Bleib dabei entweder abstrakt oder figürlich, so wie es sich für dich richtig anfühlt. Die Form kann die Realität nachbilden oder ein Fantasieprodukt sein. Alles ist erlaubt. So wie es aus dir herausströmt.
Mach dir ein Bild von deinem Gefühl.
Wie geht es dir damit?

Auf die einfachsten Materialien reduziert, ist diese Übung leicht umzusetzen. Ein Kugelschreiber findet sich überall, und auch Papier ist schnell greifbar, sei es ein Kassenbon oder ein Notizblock. So kannst du in deinem Alltag kurz innehalten, in dich hineinspüren und dem, was sich im Innern gerade noch so unscharf angefühlt hat, eine Form geben. Das Malen verhilft dir zu einem klareren Blick.

Kummer verwandeln

Manchmal erleben wir kritische Situationen – eine kleine Irritation hier oder eine größere hitzige Diskussion dort. Nicht selten berichten Menschen in der Psychotherapie, dass auch nach der Situation, wenn sie vielleicht wieder für sich sind, das angestachelte Gefühl von Wut, Enttäuschung oder Traurigkeit noch fest an ihnen klebt. Wir können in dem Moment nichts mehr an der Situation verändern, und trotzdem denken wir pausenlos darüber nach. Wir ärgern uns noch, sind niedergeschlagen oder haben Angst. Glücklicherweise gibt es eine mentale Technik, die es dir ermöglichen kann, das Gefühl etwas zu verändern. Sie kann helfen, innerlich wieder ein wenig mehr loszulassen. Manchmal entdecken wir darüber sogar die eine oder andere Lösung.

Das ist wie …

Denke dich einmal in eine problematische Situation hinein. Spüre das Gefühl, das dich vielleicht seitdem begleitet. Während du möglicherweise gerade Angst, Ärger oder Traurigkeit wahrnehmen kannst, erlaube dir, deinen Körper dabei zu beobachten. Wo bleibst du hängen, während du, mit deinem Kummer im Gepäck, achtsam vom Kopf zum Fuß wanderst? Lass dabei ruhig alle Empfindungen entstehen, die sich dir gerade zeigen wollen. Möglicherweise stockst du an einer Stelle deines Körpers? Was nimmst du dort genau wahr? Was kannst du neben den typischen Erscheinungen wie Temperatur, Puls oder Bewegung, noch beobachten? Wie würdest du das Gefühl an dieser Stelle im Körper beschreiben? Welche Worte fallen dir ein, wenn du versuchen würdest, es einer anderen Person zu vermitteln? Vielleicht kennst du das Körpergefühl sogar von woanders her. Vielleicht spürst du, wie sich etwas in dir meldet, das sagt: »Das ist doch wie …«. Deine gedanklichen Verknüpfungen können dabei sehr vielfältig sein – alles ist erlaubt. Das fühlt sich hier im Körper an wie …

- etwas aus der Natur.
- eine Form oder Farbe.
- ein Gegenstand.
- ein Lebewesen.
- etwas, das du kennst.

Während nun ein Wiedererkennen in deinen Gedanken und in deinem Körper entsteht, kannst du dir in Ruhe erlauben, dies vor deinem inneren Auge vorüberziehen zu lassen. Erkläre dir, was du siehst oder hörst.
Und während du beobachtest, kommen möglicherweise auch Impulse, etwas zu verändern. Was würde dem, was du gerade in deiner Vorstellung sehen oder hören kannst, guttun? Was braucht es, damit es sich zum Angenehmen wenden kann? Erlaube deiner Fantasie, alles hinzuzufügen oder wegzulassen, was sich für dich erleichternd anfühlt. Wichtig ist, dass es für dich und dein Körpergefühl passt. Experimentiere. Spüre, wie sich das Gefühl verwandeln kann.
Was macht das mit dir?[14]

Anne Juliane spricht

Benjamin spricht

Die »Das-ist-wie-Technik« besteht im Prinzip aus drei Schritten:

1. Wo spürst du dein Gefühl im Körper?
2. Womit ist das Körpergefühl an dieser Stelle vergleichbar?
3. Was würde dem gut tun?

Lauras Erfahrung kann uns die Technik noch begreiflicher machen. Die 44-jährige Schuhverkäuferin leidet seit vier Jahren unter ständigen Schmerzen in beiden Knien.

Aus dem Leben erzählt

»In letzter Zeit bin ich oft mit einem komischen Gefühl in den Feierabend gestartet. Irgendwie traurig und doch nicht so richtig traurig. Ich konnte es nicht genau zuordnen. Über meine Psychologin erfuhr ich von der ‚Das-ist-wie-Technik'. Erst mit Anleitung, später allein, schaute ich, ob ich im Körper etwas spürte, wenn ich an das komische Feierabendgefühl dachte. Und tatsächlich war da etwas im Bereich zwischen meiner Brust und meinem Bauchnabel. Ich konnte es erst gar nicht richtig beschreiben. Es war irgendwie mulmig. Und gleichzeitig fühlt es sich auch karg und schroff an. Das sind die ersten Begriffe, die mir dazu eingefallen sind. Es war gar nicht so leicht, das wiederzugeben. Während ich versuchte, es noch mehr greifen zu können, fiel es mir überraschend ein: Das ist wie das schwarze und zackige Basaltgestein, welches ich in den Bergen der Isle of Skye in Schottland gesehen habe. Genauso fühlt sich das Feierabendgefühl im Körper an.
Später dachte ich darüber nach, was das Gefühl erleichtern könnte. Da kam mir die Idee, den gefühlten schwarzen und kargen Stein in meinem Bauch mit weichem, grün-saftigem Moos bewachsen zu lassen. Ich stellte mir das vor. Der Stein: flauschig umhüllt von dem angenehm erfrischenden Geflecht. Ich habe mir

> das in meiner Fantasie richtig ausgemalt. Das hat sich super angefühlt. Wie alles mit diesem leuchtendgrünen Moos bedeckt wurde. In dem Moment wusste ich noch nicht, was das bedeutet. Das kam erst danach. Aber allein für den Moment war die Übung schon wie Balsam.«

Je häufiger Laura die Übung durchführte, umso mehr wurde ihr klar, dass das schroff-steinige (Körper-)Gefühl mit ihrer eigenen Erschöpfung zusammenhing. Für sie selbst war es nicht greifbar gewesen, wie sehr sie sich in den letzten Jahren körperlich verausgabt hatte. Ständig unterbesetzte Schichten, die Vorschriften in der Coronazeit für den Einzelhandel mit all den Ärgernissen. Auch privat war einiges zu stemmen gewesen durch die Pflege ihres dementen Vaters. Das innere Bild mit dem bewachsenen-saftigen Moos gab ihr mehr und mehr zu verstehen, dass es wieder etwas Frische und Weichheit in ihrem Leben brauchte. Auch wenn sie am Anfang noch nicht fassen konnte, was das nun konkret heißen konnte, begann sie zu überlegen. Sie kam im Laufe der Zeit zu dem Schluss, dass sie versuchen wollte, am Wochenende wieder mehr in die Natur zu gehen. Sie hatte das alles schleifen lassen, weil einfach immer so viel zu tun gewesen war. Außerdem hatte der Schmerz sie stark in Beschlag genommen. Die Übung hatte ihr vor Augen geführt, dass vielleicht schon im Wald zu sein reichen konnte, um wieder etwas aufzutanken. Der Vorsatz, lediglich eine überschaubare Runde zu gehen und ihre Laufstöcke zur Unterstützung zu nutzen, gab ihr den Mut, den es brauchte, um ihre Angst vor Schmerzen zu mildern.

Das innere Stein-Moos-Bild begleitete sie während ihrer Entscheidungen. Es war erstaunlich, wie motiviert sie dadurch war. Wie sie mit jedem Wochenende ein Stück weiter laufen konnte und die Natur ihr half, wieder Kraft zu schöpfen. Zunehmend führte ihr das Bild außerdem vor Augen, dass es auch bei ihrer Arbeit sehr schroff zuging und es auch dort mehr »moosartige Weichheit« im

Miteinander brauchte. Schon das Bewusstsein dafür half ihr, darüber mit anderen im Team in Austausch zu kommen. Sie fühlte sich entlastet und spürte, dass es anderen ähnlich ging.

Das innere Stein-Moosgefühl hat bei Laura viel in Bewegung gesetzt. Schaue, wie auch du mit dieser Übung festsitzende Gefühle verwandeln und dein Wohlbefinden zurückerobern kannst.

Das kleine SOS-Gefühlskit

Die beschriebenen Strategien können vor allem zum Einsatz kommen, wenn kritische Situationen *vorbei* sind. Sie helfen nachträglich, den aufgewirbelten Gefühlsstaub wieder zu beruhigen, Klarheit zu gewinnen und die aufgestaute Anspannung zu lösen. Nur was tun, wenn wir noch mittendrin sind, in hochgradig gefühlsgeladenen Umständen? Ein Streit hier oder eine belastende Nachricht dort: Auch da ist manchmal ein helfendes Geländer nötig, um innerlich stabil zu bleiben.

Gerade dann, wenn es hoch hergeht, braucht es zunächst eine schnelle Lösung. Das quengelnde Kind, die ewig lange Schlange an der Kasse oder ein gemeiner Spruch aus dem Arbeitsteam können uns für den Moment ins Wanken bringen. Um dort gelassen reagieren zu können, ist manchmal etwas Hilfe notwendig. Sich selbst kurzfristig wieder etwas sammeln zu können, kann unter solchen Umständen viel wert sein.

Eine der wichtigsten Unterstützerinnen ist dabei unsere Atmung. Sie hilft unmittelbar, herausfordernde Gefühle zu bewältigen. Unser Atem bewirkt schnell sehr viel. Wenn wir langsam und gezielt atmen, beruhigt das das ganze Körpersystem und kräftigt uns von innen heraus. Die Wahrscheinlichkeit, in der stressigen Situation besser klarzukommen, steigt dadurch enorm.

Schauen wir uns drei Atemtechniken an, die du zu jeder Zeit durchführen kannst. Ob an der Haltestelle, im Meeting oder in einem schwierigen Gespräch. Nutze sie dann, wenn du spürst, dass du gerade unter Strom stehst und das Stresslevel senken möchtest.

Runder Bauch und Lippenbremse

Atme tief ein. Spüre, wie die Luft beim Einatmen bis hinunter in deinen Bauch fließen kann. Beobachte, wie sich dein Bauch dabei sanft nach außen wölbt. Registriere wohlwollend, wie die Luft mit all dem lebenswichtigen Sauerstoff deinen Körper bis zum Becken ausfüllen kann.
Atme nun bewusst wieder aus. Öffne deinen Mund nur leicht, und spitze deine Lippen kaum sichtbar. Beobachte, wie der Atem mit einem leichten Widerstand aus dir herausströmt. Vielleicht bemerkst du, wie die verbrauchte Luft fast von allein den Weg aus deinem Körper herausfindet.
Während du spürst, wie angenehm sich das anfühlen kann, erlaube dir, diese besondere Atmung, in deinem Tempo, zu wiederholen.

Anne Juliane spricht

Benjamin spricht

Bauchatmung und Lippenbremse sorgen dafür, dass sich unsere Atmung verlangsamen kann. Blutdruck und Herzschlag verringern sich nachweislich.[15] Unsere Aufregung verändert sich. Wir lassen sozusagen mit jedem Atemzug ein bisschen mehr von dem Stress aus uns heraus. Auch bei den Schmerzen macht sich das bemerkbar. Die Wissenschaft zeigt, 15 Minuten Bauchatmung mildern das Schmerzerleben erheblich.[16] Selbst drei oder mehr Atemzüge auf diese Art und Weise können bereits für Entspannung sorgen. Ganz gleich, ob du sitzt, liegst oder stehst – deine Atmung kann dir helfen, die geballte Gefühlskraft für den Moment zu kanalisieren.

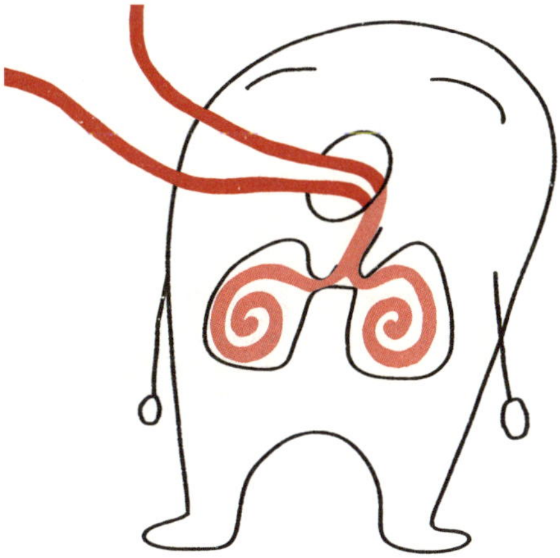

Atemübungen finden sich in vielen alten Traditionen. Auch im Yoga werden verschiedenste Atemtechniken praktiziert, wie beispielsweise das Phänomen der Atemfülle und der Atemleere, das schon seit Jahrtausenden angewendet wird. Prüfe in Ruhe, wann die folgende abgewandelte Methode auch etwas für dich und deinen Alltag sein kann.

Eine Sekunde Pause

Fokussiere dich für die nächsten Sekunden bis Minuten auf deinen Atem. Atme ganz normal. Ein und wieder aus.
Erlaube dir dabei nun, eine Kleinigkeit bewusst anders zu machen. Schaue, wie es sich anfühlen kann, wenn du nach jedem Ein- und Ausatmen eine Sekunde (Atem-)Pause einlegst.
Du kannst dafür nach dem nächsten Einatmen kurz innehalten, während deine Lunge prall mit Luft gefüllt ist. Du stoppst für diese winzige Zeit deine Atmung. Beobachte einen Herz-

schlag lang, wie es sich für dich anfühlt, wenn dein Körper auf diese Weise mit Luft angereichert ist.

Danach atmest du wie gewohnt aus. Nur, dass du am Ende, wenn alle Luft aus deiner Lunge entweichen konnte, erneut pausierst. Nimm für eine kurze Sekunde wahr, wie sich die luftentleerte Lunge an diesem tiefsten Punkt des Ausatmens anfühlt, um danach schon wieder einatmen zu können.

Wiederhole die beiden Atemstopps so lange, wie du es als stimmig erlebst.

Anne Juliane spricht

Benjamin spricht

Verstärken kannst du den Effekt der Übung, indem du deinen Körper dabei leicht mitbewegst. So kannst du zum Beispiel beim Einatmen gedanklich ein kleines Stück mit in die Höhe wachsen. Der Blick ist dabei nach vorne gerichtet. Dein Kopf geht beim Einatmen sanft nach hinten/oben. Beim Ausatmen dürfen deine Schultern ein Stück mehr lockerlassen. Lass sie zusammen mit dem Atem heruntersinken. Auch deine Schulterblätter am Rücken können beim Ausatmen ganz ruhig nach unten wandern. Geh es mit diesem Extra aber entspannt an. Die passenden Körperbewegungen sind lediglich ein Nice-to-have. Gerade am Anfang kann es vollkommen ausreichen, sich auf das Atmen und die Pause dazwischen zu konzentrieren. Alles andere kann, muss aber nicht hinzugefügt werden.

Zu Beginn ist es oft leichter, neue Techniken auszuprobieren, wenn du allein bist. Zum Lernen und für ein erstes Austesten bietet sich ein kurzer Moment der Ruhe an. Je sicherer du dich fühlst, desto mehr kann schließlich auch Trubel um dich herum sein. Du wirst merken, wie schnell die Übungen in Fleisch und Blut übergehen.

Die letzte Atemübung braucht tatsächlich etwas mehr Zeit und Raum zum Lernen. Beherrschst du diese Technik, kann sie dir in Momenten der überschießenden Angst, überkochenden Wut oder tiefen Traurigkeit eine enorme Helferin sein.

Die goldenen Sieben

Stelle dir in den nächsten Minuten vor, du könntest nicht nur mit deinem Mund und deiner Nase Luft einatmen, sondern auch mit anderen Körperteilen. In deiner Fantasie gibt es jetzt noch sieben weitere Bereiche im Körper, die Luft aufnehmen und wieder abgeben können.

Beginnen wir damit, dass du bei deinem nächsten Ein- und Ausatmen auf den Bereich in deiner Brust achtest, der ungefähr auf der Höhe deines Herzens liegt. Stelle dir vor, dass dein Herz selbst die saubere frische Luft von dem Raum um dich herum aufnimmt und alles Alte mit dem nächsten Ausatmen wieder abgibt. Manchmal kann es mit geschlossenen Augen leichter sein, in die Vision hineinzufinden. Deine Fantasie kann dabei jedes Bild entstehen lassen, das dir die Vorstellung erleichtert. Schaue nun noch ein Stück tiefer. Der Bereich, der circa vier Finger breit oberhalb deines Bauchnabels liegt, kann nun in den Genuss des Atmens kommen. Auch dort kann in deiner Fantasie energiereicher Sauerstoff in dich hinein- und Kohlenstoffdioxid wieder ausströmen. Vielleicht kannst du dieses Gedankenspiel zulassen und darauf achten, wie sich das für dich anfühlt.

Gehe nun in den Bereich, der vier Finger unterhalb deines Bauchnabels liegt. Dort im unteren Bauch- und Beckenbereich befindet sich nun auch ein gedachter Zugang, der es dir ermöglicht, Luft aufzunehmen. Stelle dir vor, wie der Unterbauch die Luft in sich aufsaugen und wieder abgeben kann.

Vielleicht gelingt es dir, noch ein Stück tiefer zu gehen. Denke

dich zu dem Bereich deines Körpers, der beim Sitzen Kontakt zum Stuhl hat. Lass deine Aufmerksamkeit zum Damm wandern. Stelle dir vor, wie du auch dort die Atembewegung erlebst. So als könntest du die Luft von dort unten in dich hinein- und aus dir hinausströmen lassen. Schaue, wie die Luft von diesem tiefsten Punkt über den Unterbauch, den Oberbauch und deinen Herzraum nach oben steigen darf.
Stelle dir nun vor, dass auch dein Hals, ungefähr auf der Höhe deines Kehlkopfes, in der Lage ist, sich, genau wie deine Lunge, mit Luft zu füllen und wieder zusammenzuziehen. So als gäbe es dort ein geheimes Fenster, welches du öffnen kannst, damit reichhaltige Luft zu dir hinein- und gleichzeitig auch alte Luft wieder hinausströmen kann.
Wandere nun noch ein Stück weiter nach oben, zu deiner Stirn. Der Punkt zwischen deinen Augenbrauen kann für die nächsten Sekunden das Atmen übernehmen. Deine Stirn ist nun kurzzeitig in der Lage tief ein- und wieder auszuatmen. Lass dich auf die Empfindungen ein, die du dabei wahrnimmst.
Zum Ende beachte nun noch den höchsten Punkt deines Körpers. Der oberste Teil deines Schädels, genau in der Mitte deines Scheitels, kann nun in deiner Vorstellung tief ein- und ausatmen. Stelle dir vor, wie die Luft oben hinein und alles Aufgebrauchte den Weg nach außen finden kann. Was beobachtest du dabei?
Lass nun alle sieben Punkte noch einmal »atmen«. Beginne unten und ende an der Spitze deines Kopfes.
Was fällt dir am leichtesten?

Anne Juliane spricht

Benjamin spricht

Zu Beginn kann es bei dieser besonderen Atemübung reichen, »nur« zu beobachten. Es genügt wahrzunehmen, ob du die echte Atembewegung deiner Lunge an diesen sieben Knotenpunkten deines Körpers erspüren kannst. Checke einfach einmal alle sieben Punkte. Kannst du die Bewegung deiner Atmung im Bauch, im Becken oder im Hals feststellen? Wenn du dich damit sicher fühlst, kannst du die Übung um die Vorstellung erweitern, dass diese Stellen selbst in der Lage wären zu atmen.

Die Atemtechnik unterstützt uns dabei, uns stärker auf unseren eigenen Körper zu besinnen. Insbesondere dann, wenn wir das Gefühl haben, in den äußerlichen Querelen unseres Alltags verloren zu gehen, können die »goldenen Sieben« uns sanft zu uns zurückführen. Außerdem stecken hinter jeder der sieben Stellen wichtige Körperstrukturen, die uns dabei helfen zu entspannen und für unser Wohlbefinden zu sorgen.

Indem wir unsere Aufmerksamkeit auf die sieben Punkte unseres Körpers lenken, regen wir diese Stellen behutsam an. Die Vorstellung, dass die sieben Stellen atmen, sorgt dafür, dass sie sich etwas mehr bewegen als davor. Eine minimale Verstärkung des natürlichen Rhythmus. Schon das allein kann die Durchblutung steigern. Sind die Nervengeflechte und Organe angeregt, die in unserem Körper für die Entspannung unseres Systems zuständig sind, regulieren diese fleißigen Helfenden uns auf entspannte Weise herunter.

Viele der angesteuerten Stellen können deshalb auch im Hinblick auf Schmerzen relevant sein. Beispielsweise der Vagusnerv, der zum Nervengeflecht im Halsbereich gehört und sich dort befindet, wo in der letzten Übung das vorgestellte Fenster war. Er dringt in der Tiefe des Körpers bis zu fast allen Organen vor. Aus diesem Grund ist der Vagus einer der wichtigsten Gegenspieler unserer Aufregung. Als wesentlicher Akteur unseres Körpers sorgt er dafür, dass wir uns entspannen und regenerieren können. Ist der Vagusnerv aktiv, beruhigt er die Organe. Unser Körper und Geist können zur Ruhe kommen. Und noch viel mehr: Die Forschung zeigt, dass ein gesund arbeitender Vagusnerv verhindern kann, dass die Schmerzsignale, die uns die Nozizeptoren aus den Untiefen unseres Körpers nach oben schicken, weniger ungebremst in das Gehirn weitergeleitet werden. Nachweislich haben Menschen mit ständigen Schmerzen eine eher niedrige Aktivität des Vagusnervs.[17] Glücklicherweise lässt sich dieser Zusammenhang nutzen. In der Therapie von chronischen Schmerzen sollte es deshalb auch darum gehen, den Vagusnerv bei seiner Arbeit zu unterstützen sowie ihn und all die anderen wichtigen Zentren unseres Körpers zu stärken. »Die goldenen Sieben« ist eine Technik, die diese Bereiche wachrüttelt und darüber im Körper für Ruhe sorgt.

Du kannst alle drei Atemtechniken in deinen Alltag einfließen lassen. Sei zuversichtlich, dass es von anderen Personen unbemerkt bleiben kann, wenn du zum Beispiel deine sieben goldenen Punkte im Körper beatmest. Mit etwas Übung reicht manchmal nur ein Atemzug je Punkt, von unten nach oben. Schon das kann einen riesigen Effekt haben. Das passiert im Stillen, unabhängig von dem, was um dich herum ist. Genauso gut kannst du die Atemübungen kurz vor dem Zubettgehen anwenden. Wie ein Ritual am Abend, das dich auf die Nacht einstimmt. Starke Gefühle und Schmerzen können sich dabei beruhigen. Beobachte, wie es dir damit geht.

Mit den drei Atemübungen hast du ein Werkzeug an der Hand, das dich darin unterstützen kann, kurzfristig wieder zur Ruhe zu kommen. Ein Erste-Hilfe-Koffer, den du von nun an nutzen kannst.

Die Gefühlswaage: Leichtigkeit wachsen lassen

Ein anderer Weg im Umgang mit chaotischen Gefühlen kann sein, diesen intensiven Ängsten, der Traurigkeit oder dem Ärger etwas Angenehmes entgegenzusetzen. Als würden wir auf unserer inneren Gefühlswaage nicht nur die Schale mit den herausfordernden Gefühlen befüllen, sondern auch ausdrücklich die andere Schale:

die mit den Glücksgefühlen, mit dem leichten Lebensgefühl, der Liebe, der Leidenschaft und dem Genuss. Alles, was die Glücksbotenstoffe im Körper pusht. Denn die sind ein hilfreiches Gegengewicht zu der Gefühlsschwere und dem Schmerz (siehe Seite 72). Dafür kann es Sinn machen, dich ein Stück mehr mit den Dingen zu beschäftigen, die dich wirklich erfüllen.

Liebe und Leidenschaft

Es lohnt sich zu prüfen, was unser Leben wirklich bereichert. Wo fühlst du dich leicht und frei? Manchmal fällt es gerade Menschen, die im Power-Modus sind, gar nicht so leicht, darauf eine Antwort zu finden. Als schwebte der Satz »Dafür ist eh keine Zeit« über dem Alltag. Und gleichzeitig kann die Antwort auf die »Ich liebe …?«-Frage wie ein Schmerzmittel sein. Das, was wir lieben, kann uns dabei helfen, wieder zu einem inneren Gleichgewicht zurückzufinden. Zu erkennen, wo es uns hinzieht und wofür wir brennen, bringt uns dazu, neue, wohltuende Wege zu entdecken. Jedes Lachen, jede Freude im Hier und Jetzt lindert Schmerzen.

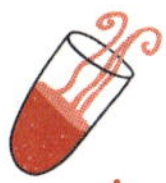

Gedankenexperiment
Ich liebe …

Befrage dich für einen kurzen Moment einmal selbst zu folgenden zwei Fragen:

1. Wen oder was liebst du?
2. Wie kann von dem, was du liebst, wieder mehr in dein Leben hineinfließen?

An einem Beispiel veranschaulicht, könnte das so aussehen: Vielleicht liebst du Tiere, hast aber kaum Kontakt zu ihnen. Umso wichtiger ist es, dich mehr zu fragen, wie sich das ändern lässt. Vom eigenen Tier bis zur Tierpatenschaft, Mithilfe auf dem Bauernhof oder einem Zoobesuch – alles, was sich wohlig anfühlt, darf jetzt wieder mehr sein. Es bringt dich gefühls- und schmerzmäßig in Balance. Die Erklärung dafür ist denkbar leicht: Tun wir etwas mit Leidenschaft oder umgeben uns mit Dingen beziehungsweise Lebewesen, die wir lieben, sprudeln der Kuschelbotenstoff Oxytocin und der Glückstransmitter Serotonin. Beide sind wichtig für unsere Zufriedenheit und hemmen Schmerzen im Körper.

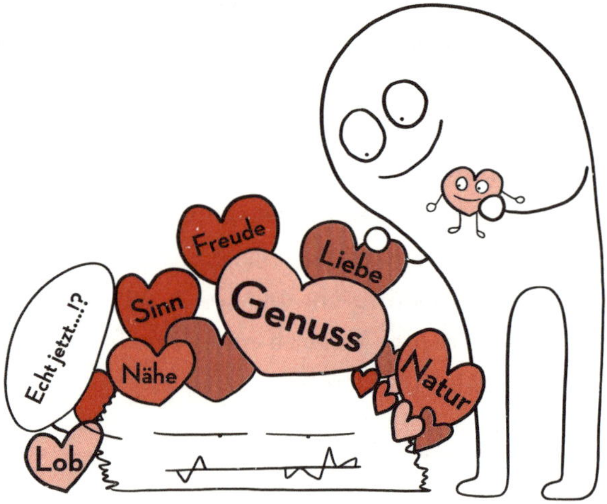

Du kannst versuchen, wieder richtig in das Genießen hineinzufinden. Es geht darum, Möglichkeiten zu entdecken. Wie kannst du dich vielleicht schon *heute* ein Stück mehr deinen Sehnsüchten annähern? Das kann in einer bewussten Mittagspause mit dem eingepackten Lieblingsessen beginnen und bei einem spontanen Saunabesuch aufhören. Dabei solltest du nicht die im Internet reichlich zu findenden Listen angenehmer Aktivtäten abgrasen, sondern vielmehr in dich hineinhören, wo der innere Leichtigkeitskompass gerade hinzeigt. Lass dazu alle Gedanken ganz behutsam reifen.

Manchmal hilft es auch, daran zu denken, was früher mit Freude verbunden gewesen ist. Als Kind oder in der Jugend. Natürlich kann es sein, dass durch die körperlichen Veränderungen nicht mehr alles so umsetzbar ist wie damals. Das ist normal. Trotzdem können in dir Ideen entstehen, die Aktivität auf die heutige Situation anzupassen. Die Alpenüberquerung von früher ist möglicherweise heute zu heftig, aber vielleicht tut es ja auch eine Stunde Spaziergang in der Natur? Oder eine Stunde Sterne beobachten?

Andere finden zu ihrer Leidenschaft zurück, indem sie sich fragen, was ihnen wichtig ist. Sich dafür zu engagieren, was einem zutiefst am Herzen liegt, kann sehr sinnstiftend und beglückend sein. Die Zeit mit den Dingen zu füllen, die du wirklich brauchst. Alles, was dir hilft, dich wieder mehr als Mensch zu fühlen anstatt als Maschine. Das ist deine Medizin. Alles, was dich belebt und was du liebst, ist Medizin.

Oooooommmmmmm

Dass Entspannung ein Weg zu mehr Ausgleich im Gefühlschaos und weniger Schmerzen ist, liegt auf der Hand. Angeleitete Übungen können darin unterstützen, Muskeln, Faszien, Sehnen, Organe und Hormone zu beruhigen. Die Forschung zeigt, dass Meditation nicht nur Stress und Angst mildert, sondern auch den Schlaf verbessert. Gerade bei Menschen mit ständigen Schmerzen werden das Wohlbefinden und die Lebensqualität durch Entspannungsübungen erheblich gesteigert. Der Grund dafür findet sich in der Biologie: Beim Meditieren wird mehr schmerzlinderndes Serotonin ausgeschüttet, und Entzündungen im Körper werden nachweislich reduziert. Die Betroffenen, die regelmäßig Meditationsübungen durchführen, beschreiben deutlich weniger Schmerzen und eine auffallend höhere Schmerztoleranz.[18]

Dabei können wir beim Meditieren klein anfangen, um uns dann zu steigern. Fünf Minuten am Tag können als Einstieg vollkommen reichen. Lieber klein, als gar nicht anfangen. Es gibt fantastische Apps, die mit kurzen, drei- bis fünfminütigen Meditationshäppchen einladen. Manche Apps berechnen eine kleine Summe, die jedoch von vielen Krankenkassen im Rahmen der Vorsorge zurückerstattet wird. Ganz unabhängig davon lohnt sich diese kleine Investition in die Gesundheit. Der Vorteil der Apps ist – du hast sie fast immer in deiner Nähe. Ob in den öffentlichen Verkehrsmitteln, der Pause bei der Arbeit oder zu Hause, das Handy liegt bereit. Viele nutzen Kopfhörer, um sich von der Umgebung abzuschotten. Schaue einfach mal, welche Apps du findest, wenn du nach »Meditation« suchst – da gibt es eine bemerkenswerte Auswahl.

Natürlich stehen dir auch die klassischen Tonträger zur Verfügung. Frage dafür bei deiner Krankenkasse an, sie verschicken oft CDs mit entsprechenden Entspannungsübungen. Auch gibt es eine Reihe von Kursen, die von den Krankenkassen vielerorts gezahlt werden. Dort finden regelmäßig einmal pro Woche für 60 bis 90 Minuten angeleitete Entspannungen oder Meditationen statt. Der Vorteil hierbei: Sie haben einen festen Termin im Kalender und das Üben in der Gruppe kann helfen, regelmäßig in die Entspannung zu kommen.

Insgesamt gibt es eine große Bandbreite an Entspannungs- oder Meditationsübungen. Menschen mit chronischen Schmerzen sollten ausprobieren, was für sie passt. Sei es Muskelrelaxation (PMR), autogenes Training, Yoga-Meditation oder Bodyscan – am Ende ist nur wichtig, dass wir uns mit der Anleitung, der Hintergrundmusik und Stimme wohl fühlen. Alles andere findet sich von allein.

Eine erste meditative Übung findest du im Folgenden. Sie ist vor allem für Menschen geeignet, die die Sonne lieben. Und natürlich auch für alle anderen, die sich in den frühen oder späten Stunden des Tages den ersten und letzten sanften Strahlen der Sonne hingeben wollen.

Sonne tanken

Suche dir für diese Übung einen Ort, an dem du ein paar Sonnenstrahlen tanken kannst. Ob auf dem Balkon, im Park oder deiner Lieblingsecke im Garten – du kannst überall draußen

die Kraft der Sonne für den jetzigen Moment nutzen. Mach es dir bequem und entscheide ganz in deinem Tempo, wann du bereit bist, deine Augen zu schließen. Während die letzten sichtbaren Eindrücke um dich herum in den Hintergrund treten dürfen, kannst du achtsam den Geräuschen lauschen, die deine Ohren gerade wahrnehmen. Was kannst du hören? Wohlwollend kannst du erforschen, wo dein Körper gerade in Berührung mit der Umgebung kommt. Wo hat deine Haut Kontakt mit dem Untergrund? Vielleicht spürst du einen sanften Luftzug in deinem Gesicht? Oder wie der Wind zart über deine Haut streift? Du kannst dir alle Zeit der Welt lassen, um zu ergründen, wie sich die Wärme der Sonne auf deiner Haut anfühlt. Wo nimmst du die Strahlen wahr? Atme tief ein und stelle dir dabei vor, wie die Energie der Sonne zusammen mit der frischen Luft in dich hineinströmt. Bemerke, wie du mit jedem Einatmen der Sonne leicht entgegenwachsen kannst. So als sei da ein unsichtbares Band, das dich liebevoll zu ihr hinzieht. Mit jedem Einatmen ein kleines Stück mehr. Es reicht dabei vollkommen aus, sich das nur vorzustellen. Der Körper kann entspannt bleiben.
Bevor du wieder in den Alltag zurückkehrst, genieße diesen sonnigen Moment. Lass dich noch ein letztes Mal einhüllen von der herzlichen Wärme, die dich nun durch den Tag oder in die Nacht begleiten kann. Schaue, wann du bereit bist, mit dem nächsten Ausatmen wieder mehr auf deine Umgebung, die Geräusche um dich herum zu achten. Entscheide selbst, wann es sich für dich richtig anfühlt, die Augen wieder zu öffnen.

Anne Juliane spricht

Benjamin spricht

Während Meditationen wie dieser werden Glückstransmitter ausgeschüttet. Außerdem beeinflusst die Sonne unseren Vitamin-D-Haushalt. Vitamin D wird über die Haut gebildet, wenn wir zum Beispiel in gesundem Maß sonnenbaden. Es schützt die Nerven, reduziert Entzündungen und stärkt das Immunsystem.[19] Interessanterweise haben Untersuchungen herausgefunden, dass Menschen mit ständigen Rückenschmerzen einen niedrigen Vitamin-D-Spiegel aufweisen.[20] Auch bei Kopfschmerzen zeigt sich, dass eine Nahrungsergänzung mit Vitamin D3 für weniger Kopfschmerztage und kürzere Attacken sorgen kann.[21] Falls du dich fragst, wie bei dir der Stand ist: Der Vitamin-D-Spiegel lässt sich über Blutuntersuchungen bestimmen.

Die Sonne bietet uns die Möglichkeit, Einfluss auf unseren Vitamin-D-Haushalt zu nehmen. Sich für eine angemessen überschaubare Zeit von den Sonnenstrahlen berühren zu lassen, kann überraschend viel bewirken. Probiere es einfach einmal aus.

Neue alte Erfahrungen zulassen

Erlebst du etwas Neues, kann das deine Glücksgefühle in die Höhe schießen lassen. Stell dir dafür eine einfache Frage: Wann hast du das letzte Mal etwas Ungewohntes ausprobiert? Sich aus den eigenen gewohnten Kreisen herauszuwagen, kann mit besonderen und glücklichen Erfahrungen verbunden sein. Mal ganz anders sein als sonst. Klar, wir wissen nicht, wie es wird. Wir bekommen es aber auch nur heraus, wenn wir uns trauen. Vielleicht ernten wir den einen oder anderen verwunderten Blick oder kritischen Kommentar. Das passiert. Gerade am Anfang braucht unser Umfeld etwas Zeit, sich daran zu gewöhnen. Das ist vollkommen okay. Trotzdem lohnt es sich. Bleib dabei und lege freundlich, aber bestimmt, die Rückmeldungen der anderen zur Seite.

- Ja, ich mache mal etwas anderes. Ja, das ist mutig. Ja, ich bleibe dabei.

Lass dich für deine *neuen* Eindrücke von deinen früheren Erinnerungen inspirieren. Was hast du damals, als Kind, richtig gerne gemacht? Schaukeln, Hula-Hopp oder Verstecken spielen? Warum nicht jetzt wieder? Du kannst die Freude verdoppeln, indem du Dinge tust, die dich schon damals begeistert haben. Das kann ganz leicht sein. Vielleicht hast du Lust, das einmal praktisch auszuprobieren? Du brauchst dafür lediglich deine Füße und einen natürlichen Untergrund.

Experiment
Barfuß ins Glück

Lass deine Schuhe heute mal stehen und erlaube dir, barfuß mit der Natur in Kontakt zu kommen. Schaue, wo bei dir die nächste Wiese oder der nächste erdige Untergrund ist, die du nun mit vollem Hautkontakt erkunden kannst. Ertaste mit deinen Füßen die Gegebenheiten des Bodens. Neugierig kannst du beobachten, wohin dich deine Füße tragen. Versuche dir selbst zu beschreiben, wie sich das für dich genau anfühlt.
Wenn du ein Fleckchen Erde gefunden hast, das sich für dich am wohligsten anfühlt, bleibe dort gerne eine Weile. Entweder stehend oder in Bewegung. Genieße, wie frei sich deine Füße ausbreiten können.

Viele Kinder lieben es, barfuß herumzulaufen. Wenn die Kleinen das wissen, warum kann das nicht auch für uns Erwachsene eine Quelle an Wohlbefinden sein? Nicht nur Menschen mit ständigen

Fersenschmerzen profitieren vom Barfußlaufen.[22] Es beruhigt generell den Stress im Gehirn.[23] Alle Nerven und Sehnen, die im Fuß enden, werden freundlich vom Boden massiert. Das trägt erheblich zur Entspannung bei. Gleichzeitig werden wir insgesamt auf angenehme Weise aktiviert. Barfußlaufen stimuliert unsere Fußsohlen. Durch den angeregten Blutfluss werden unsere Muskeln und Nerven viel besser mit wichtigen Nährstoffen versorgt. Wir können leichter nachdenken und uns besser konzentrieren. Unsere Füße nackt zu lassen und in Berührung mit der Erde zu kommen, hat nachweisbare Effekte, die wir bewusst nutzen können. Das Wissen, welches Kinder intuitiv ausleben, steckt auch weiterhin in uns erwachsenen Menschen. Noch verborgen oder schon an der Oberfläche, können wir es wieder hervorholen. Vielleicht auch du, von jetzt an?

Den eigenen Weg finden

Welchen Weg du wählst, um dich mit herausfordernden Gefühlen auseinanderzusetzen und gleichzeitig Freude und Liebe zu stärken, liegt bei dir. Schaue, was dich von den vorgestellten Übungen und Hinweisen anspricht und was dir hilft, deinen Kummer zu verstehen. Nutze alles, was dich darin unterstützt, für den Alltag stabil zu bleiben. Du kannst dich sanft herantasten. Schaue am besten, welche der Techniken sich für dich und deine Vorlieben eignen. Ziel sollte dabei immer sein, Ängste, Ärger und andere herausfordernde Gefühle so bekömmlich wie möglich zu verarbeiten. Alles das, was wir schon mental verdaut haben, braucht der Körper nicht mehr zu übernehmen. Es gilt also vorzubeugen.

So wie sich Wege im Inneren finden lassen, braucht es natürlich auch Strategien, um das eigene Gefühlsdrama mit den Menschen unseres direkten Umfelds zu klären. Wie das gehen kann, erfährst du auf den nächsten Seiten.

Wie sage ich es am besten?

Bist du im Kontakt mit Menschen oft unsicher und fragst dich, *ob* und *wie* du anderen begreiflich machen kannst, was gerade in dir vorgeht? Wie du anderen vermitteln kannst, dass du gerade stinksauer bist oder dir zum Beispiel etwas große Angst macht? Deine Gefühle können dir den Weg ebnen, dich mit anderen leichter auszutauschen. Angst, Ärger und Co. wollen dich mit sehr großer Wahrscheinlichkeit ermutigen, anderen gegenüber sichtbarer zu werden. Der Grund dafür liegt auf der Hand: Nur so könnt ihr gemeinsam nach Lösungen suchen. Überlege im Folgenden, welche Strategien für dich hilfreich sein können.

Von innen nach außen

Die ersten Gefühlsstürme zunächst im Inneren auszubalancieren ist wichtig, wie uns das vorherige Kapitel gezeigt hat. Sind wir dann erst einmal in unserer Mitte, ist es allerdings Zeit, sich mit den Auslösern zu beschäftigen. Das, was uns so bewegt hat, kommt ja nicht von ungefähr. Da ist zuvor etwas passiert, das es zu regeln gilt. Wenn wir beispielsweise innerlich vor Wut platzen könnten und dennoch nichts anders machen, laufen wir Gefahr, dass sich die Situation wiederholt. Klären wir das Problem nicht, können wir auch in Zukunft verletzt werden. Glücklicherweise haben wir unsere Gefühle, die uns liebevoll bis streng ermahnen, aktiv zu werden. So können wir anderen Feedback geben und darüber im besten Fall Veränderungen anstoßen.

Natürlich gibt es keine Gewissheit, dass sich Unstimmigkeiten auflösen, aber wenn wir die Dinge ansprechen, erhöht sich die

Wahrscheinlichkeit, dass etwas anders wird. Indem wir mit dem Menschen in Austausch treten, der bei uns so viel ausgelöst hat, werben wir um Verständnis. Schon das kann viel bewirken. Und nicht zuletzt erleichtert es uns, gefühlsmäßig und körperlich. Die ganze Anspannung kann ein Ventil finden. Und das kann sich schmerzlindernd auswirken. Lass uns deshalb gemeinsam schauen, wie deine Gefühle ihren Weg nach draußen – zu den anderen Menschen – finden können.

Bedürfnisse verstehen und sichtbar machen

Zunächst heißt es zu entschlüsseln: Was will dir das starke Gefühl gerade sagen? Worauf lenkt die Angst deine Aufmerksamkeit? Oder der Ärger, die Überraschung und alle anderen Gefühle? Finde heraus, worum es in den Situationen ging, die diese Gefühle bei dir ausgelöst haben. Was wolltest du und hast es möglicherweise nicht bekommen?

Aus der Vogelperspektive betrachtet, lassen sich viele Wünsche auf einige wichtige psychologische Bedürfnisse herunterbrechen, die oft auch hochgradig schmerzrelevant sind (siehe Seite 43):[1]

1. Wir wollen in Sicherheit sein. Sich geborgen und geschützt zu fühlen ist ein wesentliches Bedürfnis.
2. Wir wollen frei entscheiden können: eigenständig, individuell, unabhängig und wirksam. Die Kontrolle zu behalten ist in vielen Bereichen unseres Lebens sehr wichtig.
3. Wir wollen uns wohlfühlen, erholt sein und die Dinge tun, auf die wir Lust haben. Das kann alles sein, was uns Spaß und Leichtigkeit schenkt.
4. Nicht zuletzt wollen wir bestärkt und gewürdigt werden. Wir wollen anerkannt und respektiert werden für die Art und Weise, wie wir sind.

5. Und schließlich wollen wir uns mit anderen verbunden fühlen und irgendwo dazugehören. In einer Gemeinschaft Austausch, Verständnis, Nähe und Unterstützung zu erfahren ist ein wichtiges Bedürfnis.

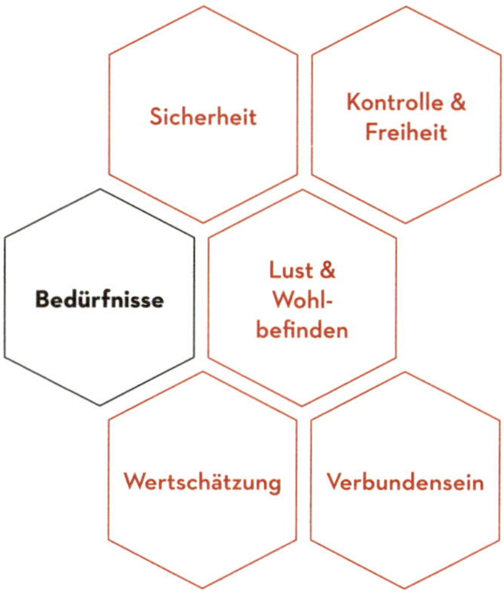

Oft gibt es verschiedene Wege, um diese fünf Bedürfnisse zu stillen.[2] Jeder Mensch hat da eigene Strategien. Ungünstigerweise prallen unsere Strategien manchmal mit denen anderer Personen aufeinander. Dann ziehen wir auch mal den Kürzeren, und unsere Bedürfnisse kommen nicht auf ihre Kosten. Häufig ist genau das der Moment, an dem sich unsere Gefühle melden. Sie sagen uns: »Irgendetwas ist nicht so, wie ich das will!«

Schauen wir uns das am Beispiel der 34-jährigen Mirjam einmal genauer an. Sie leidet seit Jahren unter Schmerzen im Nacken- und Schulterbereich, zum Teil kann sie ihre Arme dadurch kaum heben. Nach ihren Gefühlen befragt, erzählte sie Folgendes:

Aus dem Leben erzählt

»In letzter Zeit meldet sich bei mir zum einen diese ständige Angst, dass meinen Liebsten etwas zustoßen könnte. Egal, ob meinem Mann, meiner fünfjährigen Tochter, meinen Eltern oder meiner besten Freundin. Da ist immer diese Sorge.
Zum anderen ärgere ich mich aber auch oft über meine Schichtleitung. Ich bin Altenpflegerin und gefühlt fast jedes Wochenende im Einsatz. Selbst wenn ich doch mal geplant frei habe, werde ich häufig kurzfristig angerufen und muss einspringen. Andere Personen aus meinem Team werden in meiner Wahrnehmung nicht so häufig am Wochenende eingeteilt.«

Ängste entstehen oft, wenn wir uns aus den unterschiedlichsten Gründen unsicher fühlen. Das muss gar nichts mit den Liebsten zu tun haben. Manchmal kanalisieren wir Ängste und Unsicherheiten, die vielleicht eher im Arbeitsleben ihre Ursache haben als im Privaten. Das ist nicht ungewöhnlich und steht neben den Sorgen, wenn es einem Herzensmenschen tatsächlich schlecht geht. Ist das der Fall, kann unser Bedürfnis nach Kontrolle zu kurz kommen. Wir haben den Eindruck, nichts ausrichten zu können. Hilflos zuschauend würden wir gerne etwas unternehmen, um es wieder gut zu machen. Auch die Verbundenheit kann in solchen Momenten bedroht sein. Häufig ist das nicht auf den ersten Blick zu erkennen, dennoch schwingt das Bedürfnis nicht selten bei solchen Sorgen im Untergrund mit. Da ist die Angst, den anderen Menschen zu verlieren – eine zutiefst menschliche Reaktion. Unsere Lieben sind uns eine Stütze und geben Halt. Jede Person tut das auf ihre eigene Weise: ein Kinderlachen, ein Kuss, finanzielle Möglichkeiten oder ein offenes Ohr. Ohne sie wäre vieles anders und allein der Gedanke, das zu verlieren, kann sich sehr besorgniserregend anfühlen.

Oder nehmen wir den Ärger auf die Schichtleitung. Für Mirjam fühlt es sich ungerecht an, wiederholt am Wochenende eingeteilt zu sein. Andere aus dem Team werden in ihren Augen geschont. Auch kurzfristig aus der Freizeit geholt zu werden, obwohl andere genauso gut einspringen könnten, ist verständlicherweise mit Ärger verbunden. Häufig hängt diese Art von Ärger mit dem Bedürfnis nach Freiheit und Kontrolle zusammen. Wir wollen selbst über unsere Zeit bestimmen können. In Mirjams Fall ist dieses Bedürfnis stark eingeschränkt, sie würde gerne etwas anderes machen am Wochenende. Für sie ist eine Grenze erreicht, denn ihr Bedürfnis nach Lust und Wohlbefinden bleibt auf der Strecke. Kurzfristig am Wochenende Schichten zu stemmen, anstatt mit den Herzensmenschen in der Natur zu sein? Da wären sicherlich viele Menschen verärgert.

Hinter unseren Gefühlen warten also oft unerfüllte Bedürfnisse. Die Frage ist nur, erlebst du dich als bedürftig?

Einmal Mondlandung bitte: die eigene Bedürftigkeit sehen

B-E-D-Ü-R-F-T-I-G. Vielen Menschen fällt es gar nicht so leicht, sich selbst als bedürftig zu betrachten. Manche haben das Wort gar nicht in ihrem Wortschatz. Gerade Menschen mit chronischen Schmerzen sagen oft, dass sie eher selten darüber nachdenken, was sie selbst gerade brauchen könnten. Gefühlt ist da keine Zeit für »Heckmeck«. Der Körper hat zu arbeiten. Und die Psyche bitte auch. Typische Gedanken können sein: »Im Leben geht es um viel mehr als um mich.« Oder: »So wichtig ist das nicht.«

Je nachdem, welche Erfahrungen wir in der Vergangenheit gemacht haben, fällt es uns schwer, uns in unsere Bedürfniswelt hineinzudenken. Manchmal fühlt sich das an wie eine Mondlandung. So, als befänden wir uns in einer vollkommen anderen Sphäre, mit komplett anderen Bedingungen. Als würden wir nun einem Himmelskörper begegnen, zu dem es bisher keinen Kontakt gab. Und das, obwohl er so nah bei uns liegt.

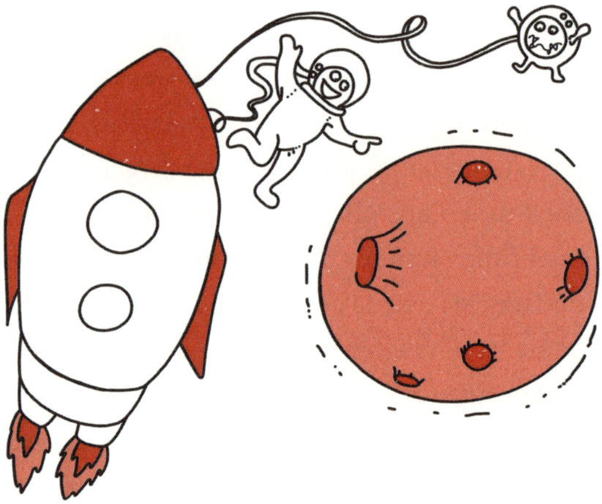

Manche Theorien gehen davon aus, dass der Mond vor Urzeiten einmal Teil der Erde war, bevor er durch einen massiven Zusammenprall abgetrennt wurde.[3] Übertragen auf dich stellt sich dir möglicherweise die Frage: Was war mein Zusammenprall? Wann und warum hat sich mein »Bedürfnismond« von mir gelöst?

Oft hängt es damit zusammen, dass es früher einmal sehr wichtig war, die eigenen Wünsche zu kontrollieren und persönliche Interessen zugunsten anderer oder zugunsten des Familienfriedens hintenanzustellen. Vielleicht war das Abspalten deines Bedürfnismondes damals auch entscheidend für dich, um mit bestimmten Widrigkeiten zurecht zu kommen und schreckliche Momente zu überstehen.

Vor diesem Hintergrund ist es vielleicht verwunderlich, warum es *jetzt* plötzlich an der Zeit sein kann, sich wieder mit der eigenen Bedürftigkeit auseinanderzusetzen. Warum erneut auf dem Mond landen? Wenn du dich das fragst, kann folgendes Gedankenexperiment hilfreich für dich sein.[4]

Gedankenexperiment

Die Feder

Stell dir vor, dass auf deiner ausgestreckten Hand eine Feder liegt. Sie ist sanft und zart. Es ist der Typ Feder, der sich im Untergefieder von Vögeln finden lässt. Sie ist hauchfein, mit flauschigen Federästchen. Ganz weich und fluffig. Würdest du sie in Gedanken vorsichtig anatmen, würden die weichen Seiten wohlig hoch und herunter schweben. Vielleicht würde sie sogar für einen Moment in der Luft fliegen, bevor sie sanft wieder auf deiner Hand landen kann. Wie jede Feder und jeder Mensch ist auch diese Daunenfeder etwas Besonderes.
Male dir nun vor deinem inneren Auge für einen Moment aus, was passiert, wenn du deine Hand mit der Feder in der Handfläche zu einer Faust zusammenballen würdest. Feder und Federkiel ganz eng im Inneren deiner Hand zusammengequetscht.
Was würde mit der Feder wohl geschehen?
Und noch wichtiger: Was löst diese Vorstellung bei dir aus?

Manchmal pressen wir uns selbst genauso zusammen wie die Faust die Feder. Wir übersehen unsere eigene Zartheit. Wir stopfen uns in diese Enge hinein, selbst wenn wir es jetzt in der Gegenwart eigentlich nicht mehr tun müssten. Egal ob Powermensch oder nicht – wir alle sind auf eine gewisse Weise zart. Manche haben gelernt, die eigene Feinheit zu leugnen oder zu verstecken. Dennoch haben wir alle tief in uns diese Verletzlichkeit.

Menschen mit ständigen Schmerzen im Körper brauchen manchmal die liebevolle Erinnerung daran. Wir alle sind wie diese Feder. Dieses wundersam feine Konstrukt der Natur, das geschützt und wertgeschätzt werden will – denn sonst geht es kaputt.

Ich brauche …

Es ist wichtig, die eigene Zartheit zu erkennen. Zu wissen, dass wir für uns sorgen müssen, um, wie die Feder, heil zu bleiben. Wir benötigen einen geschärften Blick für das, was wir brauchen. Und nicht nur wir selbst, auch die Menschen, mit denen wir täglich zu tun haben. Wissen sie nichts von unseren Wünschen, kann es zu Konflikten kommen. Andere tun vielleicht Dinge, die uns ärgern oder verletzen. Unsere Gefühle melden sich nicht selten, um Bescheid zu geben, dass etwas zu klären ist.

Mit einem wachsenden Bewusstsein für deine Bedürfnisse im Gepäck kannst du nun mehr in Kontakt mit der Person kommen, die bei dir die vielen starken Gefühle ausgelöst hat. Natürlich ist auch diese Person wie du auf der Suche nach Wegen, die eigenen Sehnsüchte und Nöte bestmöglich zu befrieden. Deshalb sollte es darum gehen, in Austausch miteinander zu kommen und gemeinsam Möglichkeiten zu finden, die euch beide zufrieden stellen können.

Um über Bedürfnisse zu sprechen, bietet sich eine Art Leitfaden an, der als Orientierung dienen kann. Als Einstieg in das Gespräch kann es hilfreich sein, zunächst das Bedürfnis des Gegenübers zu würdigen. Das signalisiert Verständnis. Die andere Person fühlt sich abgeholt und gesehen. Das stellt eine gute Grundlage dar, um im nächsten Schritt über das zu sprechen, was du brauchst. Verbunden wird beides mit der Zauberformel »Und gleichzeitig …«. Diese Worte machen klar: Beide Bedürfnisse stehen nebeneinander, beide habe ihre Berechtigung. Danach sprichst du deinen Wunsch aus. So konkret wie möglich. Was willst du? Was genau soll anders werden? Bringe deinen Wunsch mit deinem Bedürfnis in Zusammenhang. Welcher Wunsch würde sich erfüllen, wenn dein Gegenüber auf dein Befinden einginge? Führe alle vier Punkte zusammen, wie ein Schema, dem du folgen kannst.

1. Bedürfnis/Ziel der anderen Person	
• Ich verstehe, dass du ... • Es ist nachvollziehbar, dass du ... • Es ist absolut verständlich, wenn du ...	• Ich verstehe, dass du die Schichten hier am Laufen halten willst und dafür Verantwortung trägst ...
2. ... und *gleichzeitig* ...	
3. Konkreter Wunsch	
• ... wünsche ich mir ...	• ... mehr Verbindlichkeit, was die Planung meiner Wochenenden angeht • ... dass die Wochenendschichten fair im Team aufgeteilt werden.
4. Eigenes Bedürfnis	
• Ich brauche ... • Ich schätze es sehr, wenn ... • Ich hätte gerne ... • Mir ist es ein Anliegen, dass ... • Mir ist wichtig, dass ...	• Ich brauche im Moment dringend Erholung [Bedürfnis Wohlbefinden] • Es ist mir wichtig, auch mal ein Wochenende selbst planen zu können [Bedürfnis Freiheit] • Ich hätte gerne wieder mehr Planungs-Sicherheit [Bedürfnis Sicherheit]

Um der anderen Person deutlich mitzuteilen, was gerade nötig ist, braucht es Mut. Sich zu trauen, geradlinig für sich selbst einzustehen, erfordert ein gewisses Selbstvertrauen. Ärger kann, wird er frühzeitig erkannt, ein wunderbarer Motor sein, um auf andere zuzugehen. Indem du in deiner Partnerschaft, mit deinen Kindern, deinen Bekannten, Vorgesetzten, deinem Team oder deinen Eltern offen redest, lässt sich manch Bedrückendes auflösen. Viele spüren, dass sie sich nach einem klärenden Gespräch leichter fühlen. Die anderen haben Wünsche, du aber auch! Alle Beteiligten haben es verdient, zufrieden zu sein. Nutze diese Gewissheit, um zuversichtlich in das Gespräch hineinzufinden. Du bist genauso wichtig wie alle anderen.

Am Ende hilft dir vielleicht der Gedanke, dass du mit jedem Bedürfnis, dass du ansprichst, immer auch Schmerztherapie betreibst. Bist du zufrieden, entspannt sich dein Körper, deine Glücksbotenstoffe spülen durch dich hindurch und hemmen die Schmerzsignale in Richtung Gehirn. Das zu wissen, kann eine große Motivation sein. Allein dafür kann es sich lohnen.

Die 52-jährige Claudia, eine berufstätige Verkehrswissenschaftlerin mit Migräne, weiß, was es bewirken kann, offen über die eigenen Wünsche zu sprechen.

Aus dem Leben erzählt

»Mein Mann hat unser Leben bestimmt. Er entschied, wohin wir in den Urlaub fuhren, in Geldfragen, in allem. Ich hatte lange das Gefühl, als müsste ich immer »springen«, wenn er etwas zu organisieren oder zu erledigen hatte. Was mir wichtig war, spielte für ihn keine Rolle – in meiner Wahrnehmung. Es war zeitweise so schlimm, dass ich nach fast 30 Jahren Ehe darüber nachgedacht habe, ob ich mich trennen sollte. Lange Zeit war mir nicht klar, dass es einen Zusammenhang zwischen meinen Migräneattacken und den Tagen gab, in denen ich wieder besonders wütend auf meinen Mann war. Es brauchte professionelle Unterstützung, um zu verstehen, dass ich im Alltag mehr berücksichtigt werden wollte. Mittlerweile habe ich den Mut und die Technik, meinem Mann gegenüber schneller zu sagen, was mich ärgert und was ich mir wünsche. Ich verstehe jetzt, dass er nicht wissen konnte, was ich wollte. Ich habe es ihm ja nicht gesagt. Immer bin ich davon ausgegangen, dass er sich das doch denken kann. Allerdings hat er das nicht. Mittlerweile signalisiere ich ihm deutlich mehr, was ich brauche. Es ist erstaunlich, was meine klaren Ansagen, zusätzlich zu den vielen neuen Physiotherapieübungen, die ich jetzt nach der Schmerztherapie ganz regelmäßig mache, bewirkt haben. Ich hatte in den letzten drei Monaten lediglich eine Migräneattacke. Davor waren es pro Monat immer sechs bis zehn Attacken. Die Beziehung zu meinem Mann hat sich so rasant verbessert, dass wir uns wieder nähergekommen sind. Unseren 30. Hochzeitstag verbringen wir jetzt gemeinsam in Frankreich. Diesmal haben wir alles gemeinsam herausgesucht.«

Menschen wie Claudia, die selbst sehr sensitiv sind und über ein hohes Einfühlungsvermögen verfügen, haben oft die Erwartung, dass andere ähnlich kompetent sind, zu erspüren, was das Gegenüber braucht. »Die andere Person muss doch wissen, was los ist!«, ist ein häufig zu hörender Satz in der Schmerzpsychotherapie. Zu erkennen, dass die anderen vielleicht doch nicht so achtsam oder feinsinnig erspüren können, was mit einem los ist, kann ein wichtiger Schritt auf dem Weg zur Veränderung sein. Eines wird damit deutlich: Nur du kannst es den anderen sagen. Denn die bekommen sonst einfach nicht mit, was dir wichtig ist.

Ich bin …

Manchmal ist unser innerer Impuls noch nicht so ausgereift, dass wir schon die dahinterliegenden Bedürfnisse oder Wünsche verstehen. Dann ist da einfach »nur« das Gefühl. Ich bin gerade traurig. Ich bin zurzeit angewidert. Ich bin im Moment in Sorge.

Auch das kann ausgesprochen werden. Indem du deinen Zustand teilst, wie einen Beitrag in den sozialen Medien, nur eben in der Wirklichkeit, ermöglichst du deinem Gegenüber, sich auf dich einzustellen. Die andere Person kann dich besser verstehen. Sie kann so viel leichter zuordnen, warum du vielleicht heute etwas anders machst als sonst. Auch wenn es noch unsortiert ist, kann sich das besonders bei Menschen, die dir nahestehen, lohnen. Die Formel dafür ist denkbar einfach: »Ich bin« + Gefühl. Ich bin verärgert. Ich bin überrascht. Ich bin traurig. Schon durch das Erzählen gibst du dir selbst und der anderen Person die Chance, mit dir zusammen zu ordnen, was dich gerade so bewegt. Gemeinsam könnt ihr schauen, was eigentlich los ist. Oftmals reicht es vollkommen, das Gefühl erst einmal nur zu benennen. Schon das kann sehr entlastend sein. Teste es selbst bei der nächsten Gelegenheit aus und schaue, wie es dir damit geht.

Stopp mal kurz

Auch in aufgeheizten Situationen oder bei Ereignissen, die dich im Stillen irritieren, gibt es ein Wort, das große Wirkung entfalten kann. Ein Wort, das ausgesprochen werden sollte, auch wenn du noch nicht detailliert weißt, was los ist. Ein Wort, das den Weg aus dir herausfinden kann – selbst, wenn es in dir nur diese leise Regung gibt, dass sich gerade irgendetwas unwohl anfühlt oder es für dich zwischenmenschlich kratzig wird. Ein Wort wie eine Handbremse.

»Stopp!«

Diese klare Aufforderung kann von nun an noch mehr Teil deines Wortschatzes werden. In allen denkbaren Variationen. Ob als freundliches »Stopp«, das von einem sanften Lächeln begleitet wird, oder als wütendes »Stopp« mit Zornesfalte auf der Stirn. Indem du damit ein klares Zeichen setzt, signalisierst du deiner Familie, deinen Herzensmenschen, dem Team oder Fremden, dass das, was gerade passiert, *so* nicht okay ist. Dass hier bei dir eine Grenze erreicht ist. »Stopp«, als Teil deiner alltäglichen Sprache, wird dadurch zu einem hoch wirksamen Schmerzmittel.

Das kann bei einfachen Dingen anwendbar sein. Zum Beispiel, wenn du merkst, dass du doch nicht so viel tragen kannst, wie es andere tun. Ob beim Umzug oder bei der Gartenarbeit, ganz egal. Zu spüren, dass dein Körper nach der fünften schweren Kiste nicht noch den schweren Schrank hochwuchten kann, wird durch ein kurzes »Stopp« an die anderen unterstrichen. »Stopp, Leute, das wird so nix.« Das heißt nicht, dass du nicht mehr mithilfst. Es heißt lediglich, dass du entweder kurz eine Pause brauchst oder die Gruppe beispielsweise ab jetzt mit anderen Arbeiten unterstützt. Selbst wenn die ganze Aktion so geplant ist, dass alles von deiner Kraft abhängt, kannst du »Stopp« sagen. Dann muss eine andere Lösung gefunden werden. Ob noch andere Hilfe hinzugeholt werden sollte oder die Aufgabe auf ein anderes Mal vertagt wird – wenn es um dein Wohlergehen geht, muss das möglich sein. Es ist absolut in Ordnung. Falscher Ehrgeiz wirkt hier nur als Schmerzverstärker. Sag lieber mit deinem Mund »Stopp«, bevor es dein Körper tut. Denn er wird das »Stopp« nur über den Schmerz vorbringen.

Es können aber auch alltägliche Gespräche sein, in denen das »Stopp« nötig wird. Sagt beispielsweise ein anderes Familien- oder Teammitglied etwas, was dich ärgert, irritiert, entsetzt oder bei dir Angst und Traurigkeit auslöst, kannst du jederzeit auf die Stopptaste drücken. Du könntest etwas entgegnen wie:

- Stopp mal kurz.
- Stopp, habe ich das richtig verstanden ...
- Stopp, ich merke gerade ...
- Stopp, ich brauche mal eine Minute.
- Stopp, das geht so nicht für mich.
- Stopp, das will ich nicht.

Die andere Person dabei bei ihrem Namen zu nennen, kann das »Stopp« noch etwas intensiver werden lassen.

Das »Stopp« ist manchmal nötig, damit dein Gegenüber sichtbar gespiegelt bekommt, dass das, was gerade passiert, weh tut. Dass du dich durch das Gesagte ausgeschlossen, abgewertet, fremdbestimmt, verunsichert oder unwohl fühlst. Es bleibt gerade ein wesentliches Bedürfnis auf der Strecke. Das sollte die andere Person wissen. Du stehst in diesen Augenblicken vor der Wahl: Entweder die Situation schadet dir weiter, oder du stoppst das Ganze. Es geht dabei um dich und deine Gesundheit.

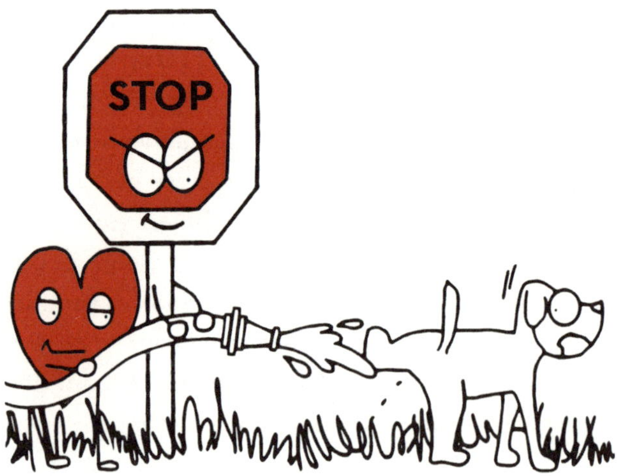

Das »Stopp« ermöglicht es dir, mit deinem Gegenüber in Austausch zu kommen. Im besten Fall war der anderen Person gar nicht klar, dass ihre Aussagen oder ihr Verhalten unschön bis verletzend waren. Vielleicht hat dein deutliches Signal die Tür geöffnet, um gemeinsam zu schauen, wie es anders gehen kann. Zusammen könnt ihr, ausgelöst durch dein Zeichen, überlegen, was hilfreich wäre.

Klar und deutlich

Gerade in hitzigeren Diskussionen braucht es neben dem ausgesprochenen »Stopp« manchmal zusätzlich noch mehr Bestimmtheit. Insbesondere, wenn dir dein Ärger oder deine Angst stark zu verstehen geben, dass das, was gerade läuft, *nicht vertretbar* ist. In diesen Momenten kannst du ohne Weiteres deinen Körper einsetzen, um das gesprochene »Stopp« zu unterstreichen. Du kannst dafür folgende Körpersprache nutzen:

- Wenn du sitzt, steh auf.
- Wenn du schon stehst, tritt einen Schritt nach hinten.
- Hebe deine Hände, die offenen Handfläche sind dabei dem Gegenüber zugewandt (»Stopp-Hand«).
- Schaue der anderen Person in die Augen.

Um die Kraft zu finden, in solchen Momenten auszuscheren, ist es entscheidend, dass du dir selbst die Erlaubnis dazu gibst. Du darfst das sagen. Alles, was du gerade fühlst, hat eine Berechtigung. Es ist in Ordnung, die andere Person zu unterbrechen, wenn sie dir gerade Kummer zufügt. Je früher du es zeigst, umso eher kannst du den sich möglicherweise anbahnenden Schaden begrenzen. Du darfst dich selbst und deine Reaktionen ernst nehmen. Beschütze dich und deinen Körper.

Nur: Was ist, wenn die andere Person trotzdem weitermacht? Natürlich gibt es auch die Situation, dass das Gegenüber nicht aufhören kann oder will. Dass der Mensch, ob er dir nahesteht oder entfernt bekannt ist, selbst mit seinen Gefühlen überfordert ist. Dein Gegenüber weiß sich möglicherweise nicht anders zu helfen als rücksichtslos zu verletzen. Seien es böse Worte, körperliche Handgreiflichkeiten, tagelanges Schweigen oder eiskaltes Meiden – all das tut weh. Menschen mit chronischen Schmerzen neigen dazu, das alles sehr lange auszuhalten. Einerseits aus Verständnis für die andere Person, anderseits aus Angst. Angst vor Konflikten, Angst vor dem Unbekannten oder Angst vor möglichen Risiken. Wir harren aus und beißen uns gefühlsmäßig durch.

Falls du das kennst, kannst du dem »Stopp« von nun an mehr Raum geben. Die Gewissheit, *jederzeit* entscheiden zu können, ein Gespräch oder einen Kontakt zu stoppen, kann vieles bewirken. Du kannst Distanz und Abstand zwischen euch bringen. Ein paar Stunden bis Tage außerhalb der Streitzone zu sein, ist nicht selten ein wichtiger Selbstschutz. Es eröffnet allen Beteiligten die Möglichkeit, in Ruhe über das Geschehen nachzudenken und sich zu ordnen. Schon das kann viel bewirken.

- Verlasse die Situation mit dem Hinweis: »Unter diesen Umständen kommen wir nicht weiter. Lass es uns später noch einmal versuchen.«

Wenn dir dennoch weiter und wiederholt weh getan wird und die andere Person trotz aller Rückmeldungen keine Bemühungen zeigt, etwas zu verändern oder wiedergutzumachen, kommt in dir vielleicht die Frage auf, ob dieser Mensch weiter Teil deines Lebens bleiben sollte. Erlaube dir, die Situation auch längerfristig zu verlassen. Ein Abschied kann für Personen in grenzüberschreitenden Lebensumständen ein wichtiger Schritt sein. Ob es zum Beispiel zukünftig einen anderen Job braucht, um sich aus ausbeuterischen Verhältnissen zu befreien, oder es an der Zeit ist, sich aus einer vergiftenden Partnerschaft zu lösen – manchmal kann nur das eine Erleichterung bringen. Auch mit all der verständlichen Ungewissheit und Angst, die mit einer großräumigeren Veränderung verbunden sein kann – vertraue auf deine Kraft! Lass dich von den Menschen begleiten, die dich in deiner Lage verstehen. Ziehe die Vertrauenspersonen deines alltäglichen Lebens oder professionelle Helfende zu Rate (z.B. den Betriebsrat, im Rahmen der Psychotherapie oder das bundesweite Hilfetelefon für Frauen, die Gewalt erfahren) und durchbrich die Starre. Finde wieder in die Bewegung. Alles, was du jetzt tust, tust du für dich und deinen Körper. Das solltest du dir selbst wert sein.

Die eigene Grenze fühlen

Manchmal ist es gar nicht so leicht, zu erspüren, wann es unbehaglich wird. Um den eigenen »Das gefällt mir nicht!«-Sensor zu schärfen, kann das folgende kleine Experiment hilfreich sein. Es kann dein Verständnis dafür stärken, was für dich zwischenmenschlich in Ordnung ist und was nicht. Frage eine Person, die du magst, ob sie dich bei diesem kleinen Selbstversuch unterstützen kann.

Experiment

Bis hierhin und nicht weiter

Stelle dich für diesen kleinen Test der anderen Person gegenüber. Steht dabei so weit auseinander, wie es der Raum zu lässt. Es sollte zu Beginn maximaler Abstand zwischen euch sein. Schaut euch während des ganzen Experiments in die Augen. Bitte nun dein Gegenüber, sich langsam auf dich zuzubewegen. Signalisiere der anderen Person, wenn es sich für dich nah genug anfühlt. Welche Distanz oder Nähe ist für dich noch angenehm? Insbesondere, wenn ihr weiterhin in Augenkontakt bleiben wollt? Sprich dazu ein »Stopp« aus und unterstreiche es mit deiner Körpersprache. Beobachte, was du bei dir wahrnehmen kannst. Wenn es sich für dich stimmig anfühlt, könnt ihr das Experiment wiederholen. Diesmal bist du in Bewegung und die andere Person bestimmt die Distanz. Schaue auch hierbei, wie es dir damit geht.[5]

Das Experiment lädt dich dazu ein, noch mehr verstehen zu können, was sich für dich, von Angesicht zu Angesicht, richtig und gesund anfühlt. Wir alle befinden uns in einem lebenslangen Lernprozess, in dem wir immer wieder überprüfen müssen, was für uns in Ordnung ist und was nicht. Die Frage, wann sich etwas unangenehm anfühlt und wann nicht, ist ein Dauerbrenner im Leben. Sie ist Teil unserer gesamten Entwicklung. Je genauer wir uns damit auskennen, umso leichter können wir Grenzen setzen. Schaue gerne, wie du in der nächsten Zeit vielleicht ein paar mehr Antworten auf diese Frage finden kannst.

Der richtige Moment

Viele Menschen fassen für sich den Entschluss, dass sie auf den richtigen Moment warten wollen, um anderen etwas zu sagen. Es ist nie leicht, unliebsames Feedback zu geben. Vor diesem Hintergrund ist es sehr verständlich, wenn Gedanken kommen wie »Wenn es sich mal ergibt.« – »Wenn es sich mal ergibt, sage ich meiner Schwiegermutter, dass ich das nicht mag, wenn sie meinen Job in der Modebranche so abtut.« – »Wenn es sich mal ergibt, melde ich meiner Kollegin zurück, dass mich ihre Musik in unserem gemeinsamen Büro stört.« – »Wenn es sich mal ergibt, erkläre ich meinem Partner, dass seine vielen Montage-Reisen eine Belastung für unsere Beziehung sind.« – »Wenn es sich mal ergibt, melde ich meinem Bruder zurück, dass es mich traurig macht zu sehen, dass er bei Familienfeiern immer sturzbetrunken ist.«

Je länger wir warten, desto länger schleppen wir die ganze Anspannung mit uns herum. Wie einen schweren Rucksack, den wir nicht absetzen. Im schlimmsten Fall kommt nie der eine richtige Moment. Vielmehr kommen neue ärgerliche oder bedrohliche Situationen dazu. Der Rucksack wird voller und voller. Der Körper ächzt unter dem Gewicht. Geht es so weiter, macht entweder der Körper schlapp, oder uns reißt der Geduldsfaden. Wir schleudern den Rucksack irgendwo hin, ohne zu wissen, ob und wie stark wir damit vielleicht andere treffen.

Dann lieber genau dosiert und schon zu Beginn dafür sorgen, dass das Gewicht gar nicht erst im Rucksack landet. Am besten du gibst es gleich zurück, das erzeugt sonst nur Schmerzen. Und das im übertragenen und tatsächlichen Sinne. Untersuchungen zeigen, dass Menschen, die etwas auf dem Herzen haben und hin und her gerissen sind, ob sie es ansprechen sollen, stärkere Schmerzen und Beeinträchtigungen haben.[6] Gerade das Hin- und Hergerissen-Sein ist wie ein Kampf, der in uns tobt. Sag ich es, oder sag ich es nicht? Und wie in jedem Kampf entstehen dabei Verletzungen und Schmerzen. Zwar nicht im Außen, dafür umso mehr in unserem Inneren. Im Umkehrschluss bedeutet das: Kritisches anzusprechen kann die reine Schmerzmedizin sein. Es löst die Anspannung und befreit.

Und dabei heißt es: »Mutig voran!« Der richtige Moment entsteht nicht einfach so. Er kommt nicht von allein. *Wir* müssen den richtigen Moment herbeiführen.

Der folgende Leitfaden kann dich in Zukunft dabei unterstützen.

Hol dir das Okay

Frage zu Beginn um Erlaubnis.

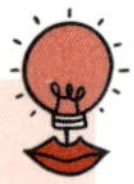

- Bist du gerade aufnahmefähig?
- Darf ich dir etwas Wichtiges rückmelden?
- Passt es dir gerade?

Wenn ja, super. Dann kannst du loslegen. Wenn nein, frage am besten, wann es stattdessen günstig sein könnte. Mit dieser einfachen Eröffnung sicherst du dir die Aufmerksamkeit. Dein Gegenüber hat außerdem die Gelegenheit, sich innerlich schon mal darauf einzustellen, dass es jetzt ernster wird.

Beschreiben

Beschreibe, was vorgefallen ist oder was sich für dich kritisch angefühlt hat. Bleib dabei so konkret wie möglich. Statt: »Auf dich ist kein Verlass«, sag lieber: »Gestern bist du eine Stunde später da gewesen, als ursprünglich verabredet.« Es ist schwer und dennoch: Versuche hier sachlich zu beschreiben, ohne zu bewerten.

Ein Thema

Wer kennt das nicht? Da ist die eine Sache, und wenn wir gerade schon dabei sind, lohnt es sich vielleicht gleich auch noch die andere Sache mit anzusprechen … Und vielleicht noch der andere Punkt, der ebenfalls zu klären ist?! So verlockend es sein kann, bleib bei *einem* Thema. Ein Gespräch, eine Rückmeldung. Niemand will überschüttet werden. Vor allem nicht, wenn es Dinge sind, die erst einmal verarbeitet werden wollen. Die Dosis macht das Gift. Und das gilt auch bei kritischen Rückmeldungen.

Zeitnah

Bringe dein Feedback so zeitnah wie möglich an. Manchmal gelingt es bereits in der Situation. Manchmal können wir auch erst ein paar Stunden, am nächsten Tag oder eine Woche später etwas sagen. Schwierig für das Gegenüber wird es, wenn du Anliegen hervorkramst, die schon Monate oder Jahre zurückliegen. Es liegt in der Natur unseres Gedächtnisses, dass wir Erinnerungen, die für uns nicht relevant sind, vergessen. Also, auch wenn es für dich wichtig war und du es heute erinnerst, als wäre es gestern gewesen, kann das bei der anderen Person ganz anders aussehen. Deshalb sollte das Motto lauten: Das Eisen schmieden, solange es noch heiß ist.

Unter uns

Schaue, wo vielleicht ein ruhiger und geschützter Ort für euer Gespräch ist. Die große Mittagessensrunde im Team ist vielleicht eher ungünstig, wenn es nur eine Person betrifft. Ein Moment, in dem ihr zu zweit seid, ist da sicher geeigneter. Es entsteht eine vertrauensvollere Atmosphäre, ohne Angst, vor Mitanwesenden bloßgestellt zu werden. Je ungestörter, umso besser. Betrifft dein Anliegen hingegen das ganze Team, kann natürlich das Team-Mittagessen hilfreich sein. So erwischst du alle außerhalb des Arbeitstrubels und es ist etwas entspannter als während des Alltagsgeschäfts. Überlege in Ruhe, welche Situation sich für dich am sichersten anfühlt. Du kannst dabei voll und ganz auf dein erstes Bauchgefühl vertrauen.

Vorbereitet sein

Bereite dich auf das Gespräch vor. Ist die ausschlaggebende Situation schon etwas länger her, nutze die Zwischenzeit, um gedanklich festzuhalten, was du genau sagen möchtest. Vielen hilft es, diese Gedanken schon vorher aufzuschreiben. Du kannst deine Notizen später in der Tasche bei dir tragen als versteckte Erinnerungsstütze. Andere sprechen nochmal mit einer Vertrauensperson darüber, was genau sie sagen könnten. Dabei hättest du die Chance, dir von deinem Herzensmenschen Rückmeldung zu holen, bevor es dann »echt« wird. Eine kleine Simulation des Gesprächs zum Üben kann manchmal sehr unterstützen. Nutze gerne vor dem tatsächlichen Gespräch Atemtechniken, um dich in deine Mitte zu bringen (siehe Seite 135). Das bewusste Atmen aktiviert dein Beruhigungssystem im Körper. Gezieltes Luftholen lässt dich deinem Gespräch mit mehr Gelassenheit und Kraft entgegentreten.

Zeit zum Verdauen

Auch wenn du für dich alles schon gefühlt tausendmal in Gedanken durchgekaut hast, sind die Informationen, die du gerade übermittelst, für dein Gegenüber neu. Lass der Person ein bisschen Zeit, sich hineinzudenken. Es braucht manchmal einige Minuten und ein paar Wiederholungen des Gesagten mit anderen Worten, bis der andere wirklich verstehen kann, was du meinst.

Absprachen finden

Falls du und deine Gesprächsperson schon einmal zuvor eine Absprache oder Regel hattet – wunderbar. Dann kannst du sanft daran erinnern. Hab´ dabei die Frage im Gepäck, ob diese Absprache noch gilt oder ob ihr daran etwas ändern wollt. Manchmal funktionieren die alten Regeln nicht, weil sie doch nicht so richtig zu den Bedürfnissen beider Parteien passen wollen. Nehmt euch die Zeit und überlegt gemeinsam, wie eure beiden Wünsche unter einen Hut kommen können. Welche Lösungen kann es geben? Durch deine Vorbereitung auf das Gespräch hast du dir vielleicht schon etwas überlegt. Bring deine Ideen ein und lass deinem Gegenüber die Möglichkeit zur Wahl. So habt ihr beide das Gefühl, über den Prozess und die Zukunft mitbestimmen zu können. Bleib selbst offen für Anpassungen. Ihr bastelt gerade gemeinsam an einer Absprache, die euch von nun an begleiten und helfen kann.

Zuhören

Wie in jedem Konflikt ist es wichtig, auch das zu verarbeiten, was dein Gegenüber dir möglicherweise Kritisches rückmeldet. Hör dir erst einmal alles an. Wiederhole gerne, ob du das so richtig verstanden hast. Lass dir Zeit, herauszufinden, ob du diese Rückmeldung als berechtigt oder unberechtigt erlebst. Manchmal geht das recht schnell, dass wir ein Gefühl dafür bekommen. Ein anderes Mal kannst du die Rückmeldung aber auch aus dem Gespräch mitnehmen, um später in Ruhe darüber nachdenken zu können.

- Habe ich das richtig verstanden? Du meinst …
- Vielen Dank für deine Ehrlichkeit. Ich will das erst einmal alles in Ruhe verdauen.

Spürst du schon im Gespräch, dass die Rückmeldung der anderen Person durchaus nachvollziehbar ist, signalisiere Verständnis und Mitgefühl. Hast du die andere Person vielleicht auch verletzt? Dann zeugt es von Stärke, ein »Es tut mir leid« auszusprechen.

Vielleicht merkst du auch, dass die kritische Rückmeldung der anderen Person eine Grenze überschreitet. Dann erinnere dich an dein »Stopp«. Auch hier, in eurem offenen Gespräch, kann es sanft und bestimmt zum Einsatz kommen. Je klarer du bist, umso konstruktiver könnt ihr beide wieder zueinander finden.

Nicht ABER, sondern UND

Manche sagen: Alles vor einem »Aber« können wir streichen. Und das stimmt. »Ich sehe, dass du dir schon viel Mühe gibst, aber mir reicht das noch nicht.« Das »Aber« löscht das Nette davor und übrig bleibt nur die Kritik. Ersetze lieber das »Aber« durch ein liebevolles »Und« und staune, wie dadurch beides nebeneinander stehen kann. Nicht nur als Worte, sondern auch mit ihrer ganzen Wichtigkeit.

»Ich sehe, dass du dir schon viel Mühe gibst *und gleichzeitig* spüre ich bei mir, dass ich noch mehr brauche.« Lässt du das »Aber« weg, kann das enorm viel in deiner Kommunikation verändern. Teste, was passiert, wenn du jedes »Aber« auf deinen Lippen vermeidest und von jetzt an durch ein »Und« ersetzt.

Gefühle, Bedürfnisse, Gefühle, Bedürfnisse …

Das Allerwichtigste: Bleib bei dir. Spricht immer wieder aus deiner Perspektive. Was hast *du* gefühlt? Was wünschst *du* dir? Was brauchst *du*?

- In meiner Wahrnehmung …
- Ich hatte den Eindruck …
- Bei mir macht das …
- Ich habe die Erfahrung gemacht …
- Ich wünsche mir …
- Ich brauche …

Statt »Du hast …!« komme mit einem »Ich brauche …« Ersetzte das eins zu eins. Hast du den Impuls, in einem ernsten Gespräch mit »Du« zu beginnen, bremse dich. Formuliere innerlich um. »Ich« statt »Du«. Wie habe ich alles erlebt? Der Perspektivenwechsel wird viel bewirken. Probiere es am besten gleich heute aus.

Dein Weg

Deine Intuition wird dir helfen, diejenigen Formulierungen und Hilfestellungen zu verinnerlichen, die sich beim Lesen gerade stimmig angefühlt haben. Am Ende zählt nur, dass du dich mit der Vorgehensweise wohlfühlst und damit gleichzeitig den Mut findest, noch offener und kompetenter Probleme anzusprechen.

Sich vor der Gefühlsflut anderer schützen

Hast du manchmal auch den Eindruck, von der Gefühlsflut anderer Personen überschwemmt zu werden? Du fühlst dich wie eine Art Gefühlsschwamm? Das Gefühlschaos der anderen findet einfach nicht mehr den Weg aus deinem (Er-)Leben. Du denkst noch stunden- oder tagelang darüber nach, was dein Gegenüber bewegt, und leidest stellvertretend mit, wenn es anderen schlecht geht.

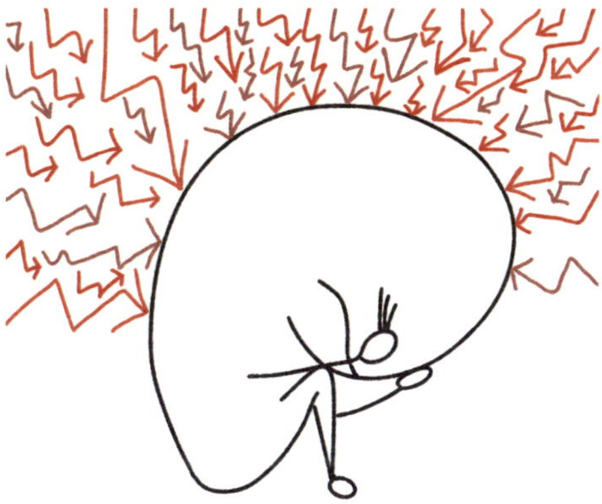

Wenn das bei dir so ist, dann können die folgenden Impulse eine Anregung sein, wie du deine Schutzschicht stärkst und die fremden Gefühle wieder mehr loslässt.

Spiegelung im Inneren

Wir Menschen sind in der Lage mitzufühlen. Die Forschung spricht von einer Art Spiegelung.[1] Verschiedene Zelltypen und Strukturen in unserem Gehirn sind daran beteiligt, Bewegungen oder Sprechweisen anderer Menschen zu spiegeln. Auch Gefühle, die wir bei unserem Gegenüber erspüren können, spiegelt unser Gehirn. Schauen wir in ein trauriges Gesicht, werden diese besonderen Nervenzellen mit Spiegeleigenschaften angeregt, und wir erzeugen zugleich ähnliche Aktivierungsmuster in den Gehirnregionen, die für unsere Gefühle zuständig sind. Es kommt uns vor, als würden wir selbst die Bewegung ausführen oder selbst das beobachtete Gefühl erleben.

Für unser Zusammenleben ist diese Fähigkeit wesentlich. Wir lernen auf diese Weise voneinander und können uns gegenseitig unterstützen. Wissen wir, was bei den anderen los ist, erhalten wir gleichzeitig auch für uns selbst wertvolle Informationen. Hat eine andere Person Angst, könnte das zum Beispiel an einer Bedrohung liegen, die auch für uns gefährlich ist. Das Spiegeln hilft uns außerdem dabei, zu erkennen, was für die andere Person gerade gut wäre. Wir können darauf eingehen. Auf diese Weise schützen wir unser achtsames Miteinander. Evolutionär gedacht hilft uns der Spiegelmechanismus dabei, unser Überleben zu sichern – als Einzelperson, Gruppe, aber auch als ganze Spezies.

So wie Lachen ansteckend sein kann, »springen« auch Ärger, Angst und Traurigkeit auf uns über. Viele kennen das Phänomen unter dem Begriff »Empathie«. Selbst bei Schmerzen funktioniert das intensive Mit-Gefühl. Schauen wir in ein schmerzverzerrtes Gesicht, aktiviert das nachweislich Areale in unserem Gehirn, die selbst Schmerzerleben produzieren.[2] Der Schmerz der anderen Person wird zum eigenen Schmerz. Egal, ob Herzschmerz oder Schmerz im Körper – wir erleben ihn ebenso. Und manche Menschen fühlen dabei besonders stark mit. Gerade Personen in der Schmerztherapie sind häufig sehr emphatisch.

Gehört das zu mir oder zu dir?

Aus diesem Grund ist auch bei der Behandlung chronischer Schmerzen der Umgang mit den gespiegelten Gefühlen anderer von großer Bedeutung. Anstatt mit dem Leid der anderen zu verschmelzen, braucht es eine klare Abgrenzung. Deshalb sollten folgende Fragen bestenfalls parallel mitschwingen: Gehören die Angst, Traurigkeit und Co., die ich gerade spüre, zu mir? Oder zu der anderen Person? Ist das *mein* Gefühl, oder schwappt da gerade etwas von den *anderen* zu mir herüber?

Insbesondere dann, wenn dir der andere Mensch nahe ist, passiert es sehr schnell, dass sich dessen Gefühlswogen auch in deinem Inneren ausbreiten. Dabei ist es vollkommen unerheblich, ob die Person dir körperlich gerade nahe ist (z. B. direkt neben dir sitzt) oder gefühlsmäßig (z. B. dein Kind ist). Sich selbst darüber im Klaren zu sein, wessen Ärger oder wessen Gefühl das ist, das du gerade spürst, kann wesentlich sein, um die eigenen und fremden Gefühlswellen gesund zu verarbeiten.

Gehört das Gefühl zu dir, geht es darum, es zu verarbeiten und einen Ausdruck dafür zu finden. Häufig handelt es sich in diesen Momenten um die eigene Betroffenheit. Du siehst beispielsweise, dass eine Freundin sehr traurig ist, weil ihr Vater gestorben ist, und bist dadurch selbst traurig, weil es dich daran erinnert, wie du einen wichtigen Menschen verloren hast. Diesem Gefühl zu begegnen, ist wichtig. Schöpfe dabei gerne aus den Strategien, die du ab den Seiten 109 und 151 findest, und schaue, wie es dir damit geht.

Gehört das Gefühl allerdings zu der anderen Person und hat für sich genommen nichts mit dir zu tun, braucht es einen anderen Weg, um sich wieder davon zu befreien, wenn es an der Zeit ist. Das kann zum Beispiel der Fall sein, wenn sich eine Person aus deinem Team wiederholt maßlos über die Politik aufregt. Du selbst bist dem Thema gegenüber vielleicht vollkommen neutral eingestellt, willst eigentlich in Ruhe arbeiten, bist nun aber mit dem Ärger der anderen Person konfrontiert. Deine Spiegelprozesse laufen dabei auf Hochtouren. Für eine gewisse Zeit ist Mit*fühlen* eine wunderbare Sache, permanentes Mit*leiden* eine ganz andere. Es geht darum, die Dosis zu bestimmen und überstark wahrgenommene Eindrücke wieder aus dem Inneren nach außen geben zu können. Es geht darum, sich frühzeitig zu schützen oder Möglichkeiten zu entdecken, die eigene gefühlsmäßige Verwicklung wieder aufzulösen.

Die Fühler aus- und wieder einfahren

Menschen, die intensiv mit anderen mitfühlen, haben sehr feine Antennen und erspüren viele unterschwellige Signale, die andere ganz und gar ausblenden. Insbesondere bei Menschen mit chronischen Kopfschmerzen zeigt sich diese besondere Fähigkeit überzufällig häufig.

Empathie ist eine Kompetenz. Nicht ohne Grund haben viele alte Kulturen den Feinfühligen wichtige Rollen zugesprochen. Sie waren die Sehenden, die Spähenden, die Diplomatischen und die Heilenden. Es sollte deshalb nicht darum gehen, diese bemerkenswerte Fähigkeit zu unterdrücken, doch auch die Fähigkeit, die eigenen Antennen auch ab und an wieder einfahren zu können, ist wichtig. Wie bei einer Schnecke, die mit ihren Fühlern ihre Umgebung erkundet und sie wieder einzieht, sobald sie Gefahr wittert. Um sich selbst zu schützen, ist dieser Rückzug manchmal wesentlich.

Es darf dynamisch bleiben. Es kann Zeiten geben, in denen wir die Gefühle unseres Gegenübers spüren und mit ihm verschmelzen, und andere, in denen wir uns wieder voneinander lösen. Stell dir vor: Ihr seid wie zwei Kreise. In einem Moment überlappt ihr euch, und eure Gefühle werden zu einem. Nach einer gewissen Zeit aber könnt ihr beide wieder zu zwei getrennten Einheiten zurückfinden. Jede Person ist wieder ein eigener Kreis. Zusammen-überlappend und dann wieder getrennt. Es ist wie ein bewegliches Wechselspiel.

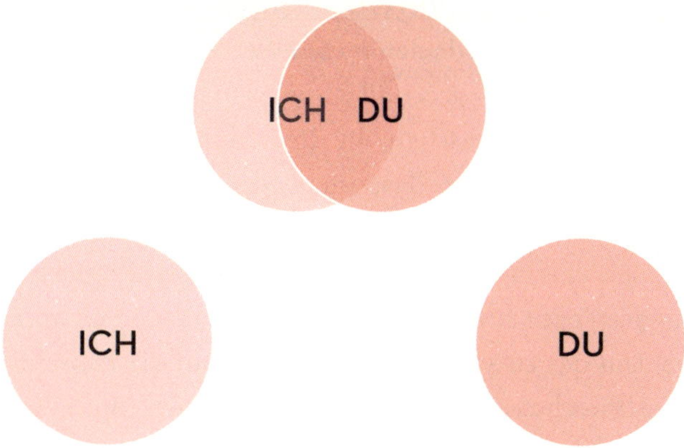

Damit das von nun an leichter gelingen kann, hilft folgende Strategie: Besonders sensitive Personen brauchen mehr Zeit, um sich zu sortieren. Es ist nötig, um sich mental wieder aus dem Gegenüber herauslösen zu können. Fehlt die Möglichkeit dazu, können diejenigen unter starke Anspannung geraten. Ohne den nötigen Raum, um innerlich Ordnung zu schaffen, steigt das Stresslevel. Schmerzen verstärken sich. Lädt ein Kollege zum Beispiel seinen Liebeskummer bei dir ab, deine Kinder teilen noch am selben Tag ihre Schulängste mit dir, und gleich danach erzählt eine Freundin von ihren Geldsorgen, kann es dir an Zeit fehlen, all das zu verarbeiten. Können wir die Gefühle nicht in Ruhe in Deins und Meins auftrennen, fühlt es sich für unseren Körper an, als hättest *wir* Liebeskummer, Schulängste und Geldsorgen. Und das alles gleichzeitig.

Feinfühlige Menschen brauchen Zeit. Da sind so viele Wahrnehmungen, die zugeordnet werden wollen. Das geht nur Schritt für Schritt. Häufig ist das der Grund, warum stark empfängliche Personen in ihrem Tempo oft langsamer als andere erscheinen. Tatsächlich haben sie einfach viel mehr aufzuräumen, gefühlsmäßig. So wie es einen Unterschied macht, ob wir ein 10-Quadratmeter-Zimmer in Ordnung bringen oder eine Sechs-Raum-Wohnung, macht es einen Unterschied, wie viel Gefühlschaos wir bereinigen müssen. Mehr Empfindungen bedeuten mehr Zeit.

Erlaube dir, feste Zeiten und Rituale einzuplanen nach intensiven Kontakten mit Menschen, die dir wichtig sind. Hochempfindsame Menschen brauchen das, um wieder mental Ordnung in ihrem Gefühlshaus herzustellen. Denn mitfühlen ist das eine, aber danach noch einmal in Ruhe zu verstehen, dass manche Gefühle eben nur gespiegelt sind, ist noch einmal eine komplett andere Perspektive. Um das zu sortieren, müssen wir auf die Pausetaste drücken. Wir brauchen die Möglichkeit, ohne neuen Input von außen, die gesammelten Eindrücke mit unserem inneren Auge zu betrachten und in die Boxen »Deins« und »Meins« zu verteilen. Nur so kann sich unser System wieder beruhigen.

Ich bin ein eigener Mensch

Um das Gefühl der anderen Person – im übertragenen Sinn – aus dir selbst und deinem Körper zu befreien, braucht es manchmal zusätzlich noch ein wenig Technik. Es gibt eine mentale Methode, die dabei helfen kann. Sie bietet dir einerseits die Möglichkeit, dich mit dem auseinanderzusetzen, was du wahrgenommen hast. Andererseits gestattet sie dir, auf einer körperlichen und geistigen Ebene zu verstehen, dass die Sorgen, Ängste, Traurigkeit und Wut der anderen Person dein Innerstes ab jetzt wieder verlassen können. Denn du bist ein ganz eigener Mensch. Die Technik arbeitet mit einer Kombination aus Selbstbestärkung und beruhigenden Körperberührungen.[3] Sie ist genau für die Momente gedacht, in denen du mit dem Leid anderer zu kämpfen hast und auf der Suche nach einer geeigneten Strategie bist, um deren Gefühlskrempel abwerfen zu können.

Ich bin ich, und du bist du

Während du gerade an den Menschen denkst, der dich im Moment beschäftigt, versuche ein Stück mehr zu greifen, um welches Gefühl es sich handelt. Was nimmt so viel Platz in deinem Inneren ein? Ist es Angst? Wut? Ekel? Traurigkeit? Gedanklich kannst du das Gefühl in deinem Tempo einkreisen. Strecke deine Fühler nach innen aus, um mehr von dem fremden Gefühl ertasten zu können.

Nutze im nächsten Schritt deine Lieblingshand, um mit allen Fingerkuppen gleichzeitig auf die folgenden Körperpunkte drei- bis siebenmal zu klopfen. Entscheide dabei selbst, wie häufig du klopfst. Das Tippen darf sich anfühlen wie feine Regentropfen, die dich angenehm besprenkeln.

- Klopfe zu Beginn sanft und mittig auf die Stirn, dort, wo deine Augenbrauen zusammenfinden.
- Wandere dann geradlinig ein Stück tiefer und klopfe behutsam auf die Vertiefung knapp oberhalb deiner Oberlippe und unterhalb der Nase.
- Gehe weiter zu der kleinen Kuhle zwischen Unterlippe und Kinn. Tippe auch dort zart mit deinen Fingern.
- Tippe vorsichtig auf den oberen Teil deines Brustbeins.

Alle Powerpunkte liegen auf einer gedachten Linie. Von oben nach unten.

Wiederhole alle Punkte, bis du spüren kannst, dass sich das anfängliche Gefühl verringert.

Im zweiten Teil der Übung kannst du nun vor deinem gedachten inneren Auge einen Satz entstehen lassen:

Ich bin ich, und du bist du.

Stell dir jetzt die andere Person vor und sprich den Satz laut

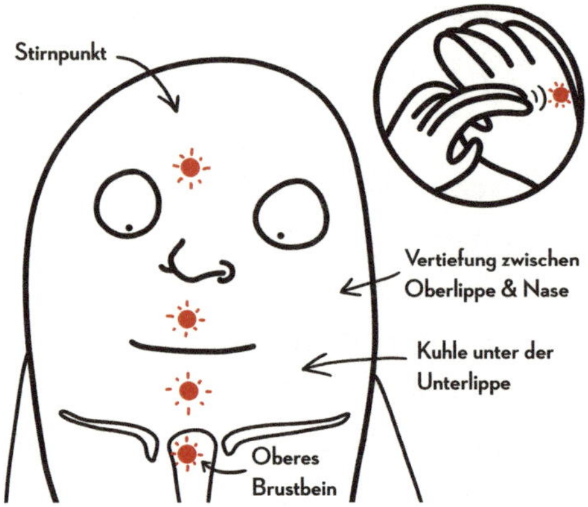

aus. »Ich bin ich, und du bist du.« Während du das tust, kannst du erneut die beschriebenen vier Körperpunkte sanft klopfen. Das unterstützt dich dabei, die neue innere Haltung zu verankern. Wiederhole an jedem Körperpunkt den Satz. Bist du beim Brustbein angelangt, starte erneut von oben. Du entscheidest, wie lang der zweite Teil der Übung dauern darf. Nimm dir die Zeit, die du brauchst, um die bestärkende innere Haltung mit den zentralen Körperpunkten zu verbinden.

Ganz zum Schluss kannst du nun noch mit deinen Fingern den Punkt auf dem Handrücken, nahe deiner Handkante, klopfen. Schaue dabei mit deinen Augen ein Stück (ca. 45 Grad) nach oben, als würdest du im Himmel den aufgehenden Mond anblicken. Stell dir noch einmal bewusst vor, wie du dich aus der anderen Person herauslöst. Mit diesem Bild vor Augen, kannst du die Übung abschließen. Vertraue hierbei auf deine Intuition. Sie sagt dir, wann du ein stimmiges Ende finden kannst.

Anne Juliane spricht

Benjamin spricht

Die Forschung belegt, dass durch das gleichzeitige Erleben von Gefühl und Klopfen eine besondere Aktivierung im Gehirn entsteht.[4] Nehmen wir unser Gefühl und das körperlich erfahrbare Klopfen zeitgleich wahr, kann uns das helfen, herausfordernde Gefühle zu bewältigen.[5] Die Wissenschaft nennt das Phänomen »bifokale« Verarbeitung. »Bi« bedeutet zwei und »fokal« kommt von Fokus. Es gibt demnach zwei Aufmerksamkeitsbereiche, denen wir während der Technik folgen. Auf der einen Seite beobachten wir das Gefühl, wie zum Beispiel die Angst, Traurigkeit oder den Ekel, und auf der anderen Seite spüren wir das, was unsere Haut, Nerven, Organe oder unsere Muskeln über das Antippen erfahren.

Studien zeigen, dass wir uns durch das gleichzeitige Klopfen und Erleben von herausfordernden Gefühlen (z. B. bei Depressionen) insgesamt besser fühlen.[6] Ängste, Stress und Schmerzen werden nachweislich weniger.[7] Menschen mit ständigen Schmerzen im Körper zeigen sich zufriedener und spüren wieder mehr Freude. Darüber hinaus konnte mit bildgebender Technik bestätigt werden, dass der vorher stark angeregte Austausch zwischen den am Schmerz beteiligten Gehirnregionen durch das Tippen sichtlich schwächer wurde.[8] Das Gehirn reagiert weniger intensiv. Wir entspannen uns.

Hinzukommt, dass der Satz »Ich bin ich, und du bist du« dich dabei unterstützen kann, eine Grenze zwischen dir und anderen zu ziehen. Du verstärkst dich selbst. Bekräftigst, was bekräftigt werden will. Die Forschung liefert Hinweise, dass Menschen mit ständigen Schmerzen im Körper eine größere mentale Gesundheit aufweisen, wenn sie sich mit solchen oder ähnlichen Sätzen selbst festigen.[9] Indem wir dazu klopfen, koppeln wir die körperlichen Wahrnehmungen an die bestärkenden Worte. Es bildet sich eine Verknüpfung. Wenn wir so wollen, ist das ein grundlegender Lernprozess. Wir lernen, unseren Körper nicht nur mit (Gefühls-) Schmerz zu verbinden, sondern auch mit Hoffnung und gesunder Abgrenzung. Der Satz »Ich bin ich, und du bist du« unterstützt uns dabei, gedanklich einen Schritt zurückzutreten. Vielleicht gehörst auch du zu den vielen Personen, denen die Klopfübung hilft, sich von den fremden Gefühlen zu befreien?

Safety first

Es gibt Situationen, in denen wir mit einer Person konfrontiert sind, die ihren ganzen Kummer und Groll ungefragt bei uns ablädt. Häufig wissen wir schon *vor* solchen Treffen, dass es darauf hinauslaufen wird. Wir werden zu einer Art Gefühlsmülleimer für den anderen. Kennst du das auch? Meistens geschieht das nicht aus böser Absicht, sondern die Gesprächsperson ist einfach überfordert und in ihrem eigenen Gefühlschaos gefangen. Sie weiß vielleicht gar nicht, was ihr Gefühlsgewitter auslöst.

Und trotzdem macht das Ganze etwas mit empathischen Personen, die hochgradig einfühlsam sind. Für solche Situationen braucht es daher manchmal etwas mentale Vorbereitung als Schutzmaßnahme für dich.

Möchte ich die andere Person überhaupt sehen?

Zuallererst kann die Frage in dir entstehen: Willst du dich diesem Menschen wirklich aussetzen? Muss es sein oder gibt es andere Lösungen? Kannst du Wege finden, Abstand zu gewinnen? Vor dem Hintergrund deiner starken Gefühlsantennen ist es ein nachvollziehbarer Impuls, schon vorher zu prüfen, ob du deine Gefühls-Wahrnehmungs-Maschinerie auf die andere Person ausrichten magst. Es kann genauso richtig sein, sich Zeiten einzuräumen, in denen wir uns zurückziehen und es *nicht* tun.

Gespiegelte Eindrücke zurückspiegeln

Nachdem du auf diese Fragen eine Antwort gefunden hast, kann der Gedanke reifen, dich zeitnah mit der anderen Person über die Gefühlsflut zu unterhalten. Eine Möglichkeit ist, dem anderen Menschen zu spiegeln, was du spürst, wenn ihr miteinander redet. Es auszusprechen, kann vielfach heilsam sein. Dem Gegenüber mitzuteilen, wie es für dich ist, wenn ihr zusammen seid, eröffnet manche Chance. Zum Beispiel: »Ich merke, dass mir die ganzen Diskussionen oft zu viel sind.«

- Ich stelle gerade fest, dass [das beobachtete Verhalten oder Gefühl des anderen] viel mit mir macht.
- Mir ist das gerade zu viel.
- Dein [das beobachtete Verhalten oder Gefühl des anderen] löst bei mir [dein eigenes Gefühl] aus.

Durch deine Offenheit könnt ihr darüber sprechen, was du zukünftig für eure Gespräche als hilfreich empfinden würdest. Es ist absolut zulässig, schon im Vorhinein Bitten zu formulieren. Orientiere die dabei an der Struktur, die du auf Seite 159 findest. Was wünschst du dir für euer Zusammensein? Was würde es dir erleichtern? An dieser Stelle soll es vor allem darum gehen, Möglichkeiten zu entdecken und auszusprechen, die dir und dem gemeinsamen Gespräch zuträglich wären: »Ich verstehe, dass dir das Thema wichtig ist, und gleichzeitig stelle ich fest, wie stark mich die vielen ziellosen politischen Wortgefechte hier am Arbeitsplatz mitnehmen. Ich fände es schön, mit dir auch einmal über etwas anderes zu sprechen.«

Zeiten begrenzen

Manchmal ist es außerdem sinnvoll, den Kontakt regelhaft zu reduzieren. Dabei kann es hilfreich sein, entweder die Häufigkeit zurückzufahren, zum Beispiel nur noch einmal pro Woche mit der ständig vorwurfsvollen Mutter zu telefonieren, anstatt den täglichen Pflichtanruf zu leisten. Oder die Länge eines Gesprächs von Anfang an zu begrenzen: »Ich habe heute eine Stunde Zeit.« Indem du Häufigkeit und Länge bestimmst, kannst du die Intensität des Kontakts stärker regulieren. Das kann sehr erleichternd sein.

Eine Schutzschicht B-I-L-D-en

Zudem stehen dir mentale Techniken zur Verfügung, die dich innerlich schützen können. In der Psychologie werden diese Techniken gerne als Imagination bezeichnet. Das lateinische Wort »imago« bedeutet »Bild«. Wir lassen gezielt innere Bilder entstehen, die etwas Angenehmes in uns auslösen.

Der Gedanke, die eigene Vorstellungskraft zu aktivieren, fühlt sich für sachlich orientierte Personen häufig ungewöhnlich an. Das ist absolut normal, denn wir betreten hierbei Neuland. Die Wissenschaft zeigt: Techniken, die die Fantasie nutzen, lösen im Gehirn Effekte aus, die für die Verarbeitung von Gefühlen und Empfindungen hilfreich sein können.[10] Es ist dabei fast so, als wäre das, was wir uns vorstellen, tatsächlich real. Als würde es uns wirklich geschehen. Unser Gehirn kann das im Wesentlichen kaum unterscheiden. Aus diesem Grund werden von unserem Körper auch ähnliche Reaktionen in Gang gesetzt, ganz so, als ob unsere Fantasie wahr wäre. Ein einfaches Beispiel: Manche spüren allein beim Gedanken daran, in eine saftig-gelbe Zitrone zu beißen, wie ihnen die Spucke im Mund zusammenläuft oder sich ihr Gesicht verzieht. Und das, obwohl sie in dem Moment gar keine echte Zitrone vor sich haben.

Unsere Vorstellungen bewirken etwas – auf körperlicher und psychischer Ebene. Und das Beste ist: Wir können das für uns nutzen. Teste dafür die folgende Übung aus:[11] zunächst als Trockenübung und später noch einmal, kurz bevor du in Kontakt mit der Person kommst, bei der du dich in der Vergangenheit oft von deren Gefühlswelle überrollt gefühlt hast.

Die Zauberhülle

Beginne die Übung nach einem kurzen Fokus auf dein Ein- und Ausatmen mit geschlossenen Augen. Stell dir vor deinem inneren Auge eine durchsichtig scheinende Hülle vor, die dich und deinen Körper sanft umgibt. Sie liegt außerhalb von dir. Zwischen deiner Haut und diesem schützenden Kreis ist etwas Abstand. Es ist fast, als stündest du in der Mitte einer Kugel, die dich zart umwebt. Die Hülle kann so beschaffen sein, dass du von innen gut nach außen schauen kannst. Auch das, was du sagst, kann die Schutzschicht verlassen. Gleichzeitig soll das besondere Gehäuse so angelegt sein, dass nur bestimmte Dinge von außen nach innen gelangen. Der Rest prallt ab. Du entscheidest, was durch die halbdurchlässige Trennung hindurch darf und was draußen bleibt. Die formbar weiche Schale um dich herum kann die Farbe annehmen, die sich für dich gerade am angenehmsten anfühlt. Vielleicht scheint die Hülle in einem leuchtenden Gelb oder in einem beruhigenden Grün? Nur du weißt, welche Farbe dir als Erstes in den Sinn kommt. Die soll es werden. Wie ist die Oberfläche der Umgrenzung in deiner Vorstellung beschaffen? Ist sie hart oder weich? Rau oder glatt? Beweglich oder starr? Welche Temperatur hat deine wundersame Schutzschicht? Ist sie heiß oder kalt? Während du das innere Bild dazu entwickeln kannst, spüre, welchen Effekt das hat. Ganz leicht kannst du beobachten, wie die schweren Gefühle der anderen außerhalb der Hülle bleiben. Es ist ausreichend Abstand. Nur du allein kannst sehen, wie dich dieser besondere Schutz bewahrt. Innen bist du und das, was zu dir gehört. Außen ist der ganze Rest.

Wenn es sich für dich stimmig anfühlt, kannst du, in deinem Tempo, die Augen wieder öffnen. Vielleicht gelingt es dir, das innere Bild, wie eine Schablone, über all das zu legen, was du nun im Raum wahrnimmst. Wie ein Nachhall aus dem Inneren kann die Schutzschicht über dem liegen, was deine Augen gerade tatsächlich sehen. Du entscheidest, in welcher Intensität die vorgestellte Hülle auch im echten Leben weiter um dich herum bestehen bleibt.

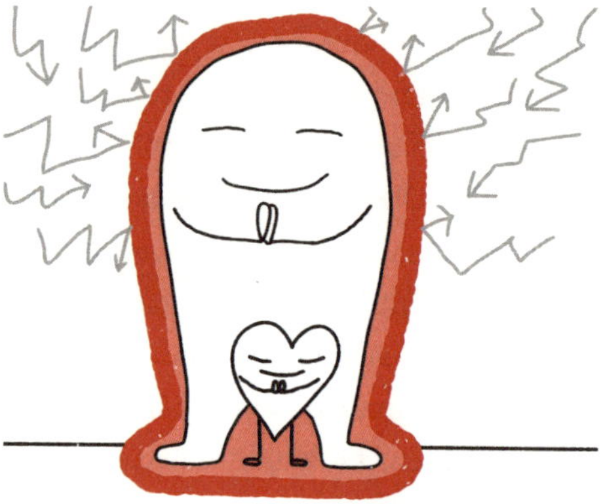

Anne Juliane spricht

Benjamin spricht

Es ist erstaunlich, was unsere Fantasie mit uns machen kann. Kinder leben durch ihre Bilder zum Teil in anderen Welten. Warum diese Möglichkeiten nicht auch als Erwachsene ausschöpfen? Das nächtliche Träumen funktioniert ähnlich. Unser Gehirn erschafft Eindrücke und Szenarien, und manchmal fühlt es sich morgens an, als wäre das alles tatsächlich geschehen. So ausgefallen die Idee vielleicht zunächst erscheint, auch im Alltag kann es die Chance geben, das Gehirn auf Fantasiereisen zu schicken. Vor allem wenn sich die sanfte gedankliche Simulation angenehm anfühlt. Im besten Fall wirkt sie auf unterschwellige Weise und strahlt im Untergrund weiter, wenn wir das nächste Mal in Situationen sind, in denen uns bisher die Strategien fehlten, eine gesunde Grenze zu ziehen. Aber auch unter ganz alltäglichen Umständen, in denen viele Reize auf dich einströmen, zum Beispiel im Einkaufszentrum oder im überfüllten Bus, kann sich das innere Bild für deinen mentalen Schutz lohnen.

Bitte Abstand halten!

Was bei all den Übungen und Gedanken durchschimmert, lässt sich auf ein Wort reduzieren: Abstand.

Feinfühlige Menschen brauchen gesunden Abstand. Sie dürfen nahe sein, um danach wieder eine angenehme Distanz zu finden. Abstand durch Regeln, durch Absprachen und Entscheidungen. Abstand durch mentale Techniken. Abstand, um innerlich zu verarbeiten, zu sortieren und zu klären.

Gehörst du zu den Feinfühligen, so kannst du dir selbst den regelmäßigen Abstand zum Geschenk machen. Spar deine erspürenden Kräfte auf. Engagiere dich mit deinem Mitfühlen dort, wo du wirklich investieren magst. Komm anderen nur nahe, wenn du tatsächlich bereit dafür bist. Sei dir bewusst, dass du selbst darüber verfügen kannst, *wo* du *wie stark* gefühlsmäßig eintauchen möchtest. Von heute an kann ein gesunder Abstand Teil deines Lebens werden.

Gefühle: Die neuen Verbündeten

Zum Schluss steht folgende Kernbotschaft, in der sich vieles zusammenfassen lässt: Gefühle beeinflussen unseren Körper und damit auch, wie wir Schmerzen erleben.

Es lohnt sich also, unseren Gefühlen mehr Beachtung zu schenken und bei ihnen anzusetzen. Verstehen wir unsere Ängste, unsere Wut und unsere Traurigkeit, können wir Wege finden, besser mit schwierigen Situationen umzugehen. Unsere Gefühle zeigen uns, zum Teil noch deutlicher und feiner abgestuft, als es Schmerzen vermögen, was im Leben gerade mehr Aufmerksamkeit braucht. Unsere Gefühlskraft ist dabei die Kraft in Richtung Veränderung. Verarbeiten wir die Gefühle, die an uns nagen, beeinflussen wir auch unsere Gesundheit. Und das nachhaltig.

Alles hatte einen Grund

Doch bevor du nun diesen neuen Weg gehst, erlaube dir, die Vergangenheit zu würdigen. Das meiste, das wir getan haben, war der Versuch, das Leben bestmöglich zu bewältigen. Egal, welchen Weg wir eingeschlagen haben, um mit unseren Gefühlsstürmen umzugehen: Es war für uns *damals* die vielversprechendste Lösung. Es war das, was für uns am meisten Sinn ergeben hat.

Zum Beispiel die Fähigkeit, Gefühle auszublenden: Sie hat sich möglicherweise im Verlauf deiner eigenen Geschichte sicher zunächst bewährt; auch wenn du jetzt, mit dem Wissen dieses Buches, eventuell ein Stück weit anders darüber denkst. Es war womöglich *ein* Versuch (von vielen), das Unschöne aus dem Bewusstsein in die Tiefen des Körpers zu verbannen. Manche Erfahrungen im Inneren zu verwahren und vieles unausgesprochen zu lassen, war zu jener Zeit vielleicht vorübergehend der gangbarste Weg, um möglichst unbeschadet durch den Alltag zu finden. Es hat zumindest im Äußeren kurzfristigen für Frieden gesorgt. Selbst wenn der Kampf in deinem Inneren weiter getobt hat. Auch ein nonstop empathisches Feingefühl entwickelt sich nicht ohne Grund. Es war vielleicht vor langer Zeit einmal sehr wichtig, schon die kleinsten Abweichungen bei anderen zu erkennen, um frühzeitig reagieren zu können.

Du hast dir in deinem Leben Strategien angeeignet. Auch das sind, strenggenommen, Kompetenzen. Es sind die Fähigkeiten deiner Vergangenheit. Deine Erfahrungen haben dein Empfindungs- und Gefühlsinstrument gestimmt – auf die eine oder andere Weise. Wie wir auf die Welt der Gefühle schauen, ist in Anbetracht unserer Biografie immer nachvollziehbar. Damals war es (lebens-)entscheidend – selbst, wenn es aus heutiger Perspektive mit sehr vielen Kosten verbunden ist.

In Zukunft darf es noch ein bisschen mehr sein

Kurzfristig waren die Strategien das Optimum des Moments. Schwierig wird es auf lange Sicht. Sind unsere Superkräfte, zum Beispiel das hohe Maß an Selbstkontrolle, im Dauereinsatz, überfordert das unser biologisches System. Es wird zu einseitig belastet. Das ist dann, als ob wir nur noch Gurken essen würden. Für sich genommen ist das frische Gemüse sehr gesund. Essen wir allerdings nur noch Gurken, würde uns etwas fehlen. Wir würden relativ schnell die Proteine und Fette vermissen. Ab und an brauchen wir einfach die Abwechslung.

Genauso ist es mit unseren Gefühlen. Geht es allein in eine Richtung, indem wir sie beispielsweise ausschließlich ausblenden, fordert uns das viel ab. Das Unterdrücken kostet Kraft. Der Körper versucht krampfhaft, mit uns in Kontakt zu treten. »Bitte mach etwas anders«, sagt er. Der verstärkte Schmerz ist dabei seine Sprache. Als chronisch aktiver Ratgeber übermittelt er uns erst leise und später laut, dass wir etwas anpassen müssen. Das kann sich auf unser Gefühlsleben beziehen, aber auch auf ganz andere Dinge wie unsere tagtägliche To-do-Liste oder unser sportliches Aktivitätslevel.

Wichtig dabei ist: Anpassen soll nicht heißen, dass es all die früheren Fähigkeiten plötzlich nicht mehr geben soll. Im Gegenteil: Die alten Gefühlsstrategien können bleiben. Wir haben sie mit dabei, und das ist gut so. Vielmehr geht es darum, diese zu *erweitern*. Insbesondere dann, wenn die alten Gefühlstechniken in der Gegenwart nicht mehr durchgehend reibungslos funktionieren. Unsere Lebensumstände verändern sich, sodass alte Lösungen manchmal nicht mehr uneingeschränkt greifen. Hier ist es erforderlich, andere Fähigkeiten hinzuzufügen. Fähigkeiten, die vielleicht mit dem einen oder anderen Impuls aus diesem Buch angeregt werden. Jetzt hast du die Gelegenheit! Vergrößere das Kunstwerk Mensch, das vor dir steht, wenn du in den Spiegel schaust, anstatt es einzureißen.

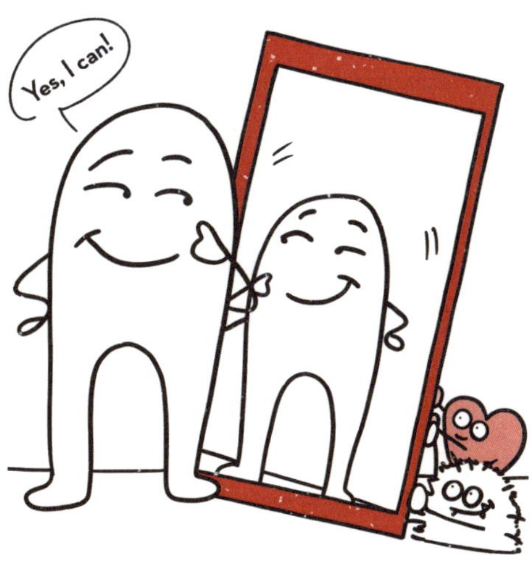

Wir alle tragen noch so viel mehr in unserem Verborgenen. Neue und andere Fähigkeiten, die darauf warten, aktiviert zu werden. Kostbarkeiten, die, zusätzlich zum Alten, reifen dürfen. Die vorgestellten Gefühlsstrategien können dich dabei unterstützen:

1. Gefühle einordnen und verstehen: Was ist da? Warum ist es da?
2. Körperliche Auswirkungen von Angst, Ärger und Co. wahrnehmen und Zusammenhänge zum Schmerz herstellen.
3. Anerkennen, dass Gefühle unserem Schutz dienen.
4. Das Bedürfnis hinter einem Gefühl verstehen.
5. Kurz- und langfristige Techniken anwenden, um sich und alle mit uns verbundenen Gedanken und Impulse zu sortieren.
6. Gefühle und Wünsche mit anderen teilen.
7. Selbst die Dosis bestimmen, in welchem Ausmaß du in das Gefühlsleben anderer eintauchst.

Es geht also um den Wechsel. Es geht um Vielfalt. Es geht darum, aus einem breiten Meer an Möglichkeiten auswählen zu können. Gefühle auszublenden, wenn es unerlässlich ist, um sie später achtsam wahrzunehmen und zu verstehen. Auf die Umwelt rücksichtsvoll zu achten und gleichzeitig auf das, was so alles bei uns selbst im Inneren passiert. In Bewegung zu bleiben und ab und an innezuhalten. Sich mit aufbrausenden Reaktionen zurückzuhalten oder auf verständliche Weise anderen gegenüber auszudrücken.

Beide Gefühlsperspektiven – die alte und die neue – zu haben, bereichert das Leben. Wie bei einem Licht-Dimmer kann es für dich, deinen Körper und den ganzen Schmerz eine heilsame Erfahrung sein, ab und an die Gefühlsdosis auf- oder abdrehen zu können. Gerade, weil Gefühle so viel Macht auf unsere Muskeln, Nerven, Faszien, Neurotransmitter und Entzündungen ausüben, braucht es Regelmöglichkeiten in beide Richtungen.

Am Ende geht es darum, unsere Gefühlswelt ernst zu nehmen. Wir sollten uns unserem Ärger und den anderen inneren Impulsen zuwenden. Mit ihnen zusammenarbeiten. Langfristig stärkt uns das erheblich. Viele Menschen spüren, wie sich ihre Gesundheit dadurch drastisch verbessert. Sind wir in der Lage, unsere Gefühle zu sehen, zu verstehen und sie als Kraft zu nutzen, kann sich sehr viel für uns verändern. Denn Freude, Angst und Traurigkeit beeinflussen unmittelbar, was im Körper passiert. Und genau das macht unsere Gefühle zu den besten *Verbündeten*, die wir uns für ein Leben mit weniger Schmerz wünschen können.

Dank

Genau wie in der Schmerztherapie konnte auch dieses Buch nur durch einen bemerkenswerten interdisziplinären Rückhalt entstehen: Dafür danke ich von Herzen meiner Freundin Marie Wirbals für die vielen bereichernden Zeichnungen und die Liebe und Geduld, die in jedem Bild steckt. Vielen Dank auch an Christoph Brennig für dessen fantastischen technischen Support. Ich danke meinem Mann Stefan Körner, meiner Schwester Florentina Körner und meiner Herzensfreundin Anne Zweiniger für ihre Bestärkung und Unterstützung ab Stunde eins des Buches. Lieben Dank auch an die vielen anderen Menschen aus meinem beruflichen und privaten Umfeld, die es mir durch inspirierende Gespräche und fachliche Impulse möglich gemacht haben, die Inhalte abzurunden und zu vervollständigen: Lisa Burdic, Theresa Schneider, Dr. Benjamin Schönbach, das Tonformer Tonstudio, Thomas Sommerfeld, Prof. Rainer Sabatowski, Dr. Anke Preißler, Johanna Schumm, PD Dr. Ulrike Kaiser, Kristin Nitsche, Dr. Gesine Petereit, Daniel Hottas, Tabea Gojowczyk, Dr. Gabriele Kaiser, Dr. Johannes und Annette Körner. Vielen Dank an den Beltz Verlag und Carmen Kölz für das Vertrauen und die phänomenale Möglichkeit, das Wissen über die schmerzrelevanten Kräfte unserer Gefühle mit so vielen Menschen teilen zu können. Mein Dank gilt auch Margret Trebbe-Plath für das wunderbare Lektorat. Und zu guter Letzt danke ich herzlich den Patientinnen und Patienten, die das Manuskript vorab gegengelesen haben. Solche Projekte können nur mit der Sichtweise Betroffener funktionieren. Ihre Hinweise und ihre Bestätigung waren mehr als hilfreich – ich bin unfassbar dankbar dafür.

Anmerkungen

Versuche es mal mit … Gefühl

1. »BfArM – ICD-11 in Deutsch – Entwurfsfassung«. Zuletzt zugegriffen: 28.03.2025. [Online]. Verfügbar unter: https://www.bfarm.de/DE/Kodiersysteme/Klassifi kationen/ICD/ICD-11/uebersetzung/_node.html
2. C. Rometsch, u. a., »Prevalence of chronic pain and functional somatic syndromes in Germany Systematic review and meta-analysis«, *Psychotherapie*, Bd. 69, Nr. 4, S. 217–230, 2024.
3. J. Wager, u. a., »Prevalence and associated psychosocial and health factors of chronic pain in adolescents: Differences by sex and age«, *Eur. J. Pain*, Bd. 24, Nr. 4, S. 761–772, 2020.
4. G. L. Engel, »The Need for a New Medical Model: A Challenge for Biomedicine«, *Science*, Bd. 196, Nr. 4286, S. 129–136, 1977.
5. G. Ortego u. a., »Is there a relationship between psychological stress or anxiety and chronic nonspecific neck-arm pain in adults? A systematic review and meta-analysis«, *J. Psychosom. Res.*, Bd. 90, S. 70–81, 2016.
6. T. Adachi u. a., »Associations between anger and chronic primary pain: a systematic review and meta-analysis«, Scand. J. Pain, Bd. 22, Nr. 1, S. 1–13, 2022.

Das Schmerzpuzzle

1. »BfArM – ICD-11 in Deutsch – Entwurfsfassung«. Zuletzt zugegriffen: 28.03.2025. [Online]. Verfügbar unter: https://www.bfarm.de/DE/Kodiersysteme/Klassifi kationen/ICD/ICD-11/uebersetzung/_node.html
2. A. Barke u. a., »Alles anders? Chronische Schmerzen sind in der ICD-11 keine psychische Störung mehr!«, *Psychotherapeutenjournal*, 1, S. 4–12, 2023.
3. G. L. Engel, »The Need for a New Medical Model: A Challenge for Biomedicine«, *Science*, Bd. 196, Nr. 4286, S. 129–136, 1977.
4. H. Gobel, »1. Migraine«, ICHD-3. Zuletzt zugegriffen: 28.03.2025. [Online]. Verfügbar unter: https://ichd-3.org/1-migraine/
5. A. Melf-Marzi u. a., »Modern Principles of Diagnosis and Treatment in Complex Regional Pain Syndrome«, *Deutsches Ärzteblatt*, 27. Dez. 2022.
6. »BfArM – ICD-11 in Deutsch – Entwurfsfassung«. Zuletzt zugegriffen: 28.03.2025. [Online]. Verfügbar unter: https://www.bfarm.de/DE/Kodiersysteme/Klassifi kationen/ICD/ICD-11/uebersetzung/_node.html
7. F. A. Lenz u. a., »Neuroscience of the human thalamus related to acute pain and chronic ›thalamic‹ pain«, *J. Neurophysiol.*, Bd. 132, Nr. 6, S. 1756–1778, Dez. 2024.

A. Z. Murphy, »The Role of the Periaqueductal Gray in the Mo-
n in Males and Females: Are the Anatomy and Physiology Re-
nt?«, *Neural Plast.*, Bd. 2009, S. 462879, 2009.
Repititorium Schmerztherapie, 5. Auflage. Berlin: Springer, 2020.
n u. a., »Differential coding of pain intensity in the human pri-
ndary somatosensory cortex«, *J. Neurophysiol.*, Bd. 86, Nr. 3,
2001.

11. V. P. Bliss u. a., »Synaptic plasticity in the anterior cingulate cortex in acute and chronic pain«, *Nat. Rev. Neurosci.*, Bd. 17, Nr. 8, S. 485–496, Aug. 2016.
12. V. Neugebauer u. a., »The amygdala and persistent pain«, *Neuroscientist*, Bd. 10, Nr. 3, S. 221–234, 2004.
13. D. A. Seminowicz und M. Moayedi, »The Dorsolateral Prefrontal Cortex in Acute and Chronic Pain«, *J. Pain*, Bd. 18, Nr. 9, S. 1027–1035, 2017.
14. J. Lorenz, S. Minoshima und K. L. Casey, »Keeping pain out of mind: the role of the dorsolateral prefrontal cortex in pain modulation«, *Brain*, Bd. 126, S. 1079–1091, Mai 2003.
15. R. Sabatowski, U. Kaiser und R. Scharnagel, »Interdisziplinäre multimodale Schmerztherapie – Grundlagen und Fallstricke«, *Anaesthesiol. Intensivmed.*, Bd. 62, Nr. 7/8, S. 334–344, Aug. 2021.
16. B. Arnold u. a., »Multimodale Schmerztherapie für die Behandlung chronischer Schmerzsyndrome. Ein Konsensuspapier der Ad-hoc-Kommission Multimodale interdisziplinäre Schmerztherapie der Deutschen Schmerzgesellschaft zu den Behandlungsinhalten«, *Schmerz*, Bd. 28, Nr. 5, S. 459–472, 2014.
17. L. M. Pörtner u. a., »Das Potenzial der Ernährung für Schmerztherapie und planetare Gesundheit«, *Schmerz*, Bd. 37, Nr. 5, S. 344–349, 2023.

Die psychologischen Basics bei chronischem Schmerz

1. R. Klinger u. a., *Multiaxiale Schmerzklassifikation – Psychosoziale Dimension MASK-P.* Berlin, Heidelberg: Springer, 2016.
2. B. Kröner-Herwig u. a., *Schmerzpsychotherapie: Grundlagen – Diagnostik – Krankheitsbilder – Behandlung.* Berlin, Heidelberg: Springer, 2017.
3. D. H.-C. Diener und D. P. Kropp, »Kopfschmerz bei Übergebrauch von Schmerz- oder Migränemitteln (Medication Overuse Headache = MOH)«, Leitlinien für Diagnostik und Therapie in der Neurologie. Zuletzt zugegriffen: 28.03.2025. [Online]. Verfügbar unter: https://register.awmf.org/assets/guidelines/030-131l_S1_Kopfschmerz-Uebergebrauch-Schmerzmittel-Migraenemittel-Medication-Overuse-Headache-MOH_2022-04.pdf
4. V. Singh u. a., »A systematic review and meta-analysis on the efficacy of physiotherapy intervention in management of lumbar prolapsed intervertebral disc«, *Int. J. Health Sci.-IJHS*, Bd. 15, Nr. 2, S. 49–57, Apr. 2021.
5. M. J. Bair u. a., »Depression and pain comorbidity: a literature review«, *Arch. Intern. Med.*, Bd. 163, Nr. 20, S. 2433–2445, 2003.

6. A.H. Rogers und S.G. Farris, »A meta-analysis of the associations of elements of the fear-avoidance model of chronic pain with negative affect, depression, anxiety, pain-related disability and pain intensity«, *Eur. J. Pain*, Bd. 26, Nr. 8, S. 1611–1635, 2022.
7. K. Wiech und I. Tracey, »The influence of negative emotions on pain: Behavioral effects and neural mechanisms«, *NeuroImage*, Bd. 47, Nr. 3, S. 987–994, 2009.
8. T. Markfelder und P. Pauli, »Fear of pain and pain intensity: Meta-analysis and systematic review«, *Psychol. Bull.*, Bd. 146, Nr. 5, S. 411–450, 2020.
9. M. Waliszewska-Prosol u. a., »Migraine and Sleep-An Unexplained Association?«, *Int. J. Mol. Sci.*, Bd. 22, Nr. 11, S. 5539, 2021.
10. D.P. Sullivan, P.R. Martin und M.J. Boschen, »Psychological Sleep Interventions for Migraine and Tension-Type Headache: A Systematic Review and Meta-Analysis«, *Sci. Rep.*, Bd. 9, S. 6411, 2019.
11. S. Schuh-Hofer u. a., »One night of total sleep deprivation promotes a state of generalized hyperalgesia: A surrogate pain model to study the relationship of insomnia and pain«, *Pain*, Bd. 154, Nr. 9, S. 1613, 2013.
12. V. Hruschak u. a., »Cross-sectional study of psychosocial and pain-related variables among patients with chronic pain during a time of social distancing imposed by the coronavirus disease 2019 pandemic«, *Pain*, Bd. 162, Nr. 2, S. 619–629, 2021.
13. R. Nieto u. a., »Impact of COVID-19 Lockdown Measures on Spanish People with Chronic Pain: An Online Study Survey«, *J. Clin. Med.*, Bd. 9, Nr. 11, S. 3558, 2020.
14. A.A. Mekhael u. a., »Evaluating the efficacy of oxytocin for pain management: An updated systematic review and meta-analysis of randomized clinical trials and observational studies«, *Can. J. Pain*, Bd. 7, Nr. 1, S. 2191114, 2023.
15. G. Martinez-Lorenzana u. a., »Ultrastructural Evidence for Oxytocin and Oxytocin Receptor at the Spinal Dorsal Horn: Mechanism of Nociception Modulation«, *Neuroscience*, Bd. 475, S. 117–126, 2021.
16. C. Lemhöfer u. a., »Aktualisierte S1-Leitlinie Long/Post-COVID: Relevante Aspekte für die Schmerzmedizin«, *Schmerz*, Bd. 38, Nr. 3, S. 175–182, 2024.
17. A. Uvelli u. a., »The association between violence against women and chronic pain: a systematic review and meta-analysis«, *BMC Womens Health*, Bd. 24, Nr. 1, S. 321, 2024.
18. J. Siqveland u. a., »Prevalence of Posttraumatic Stress Disorder in Persons with Chronic Pain: A Meta-Analysis«, *Front. Psychiatry*, Bd. 8, S. 164, 2017.
19. A.C. de Williams, C.R. Peña und A.S.C. Rice, »Persistent pain in survivors of torture: a cohort study«, *J. Pain Symptom Manage.*, Bd. 40, Nr. 5, S. 715–722, 2010.
20. N. van Vegchel u. a., »Reviewing the effort-reward imbalance model: drawing up the balance of 45 empirical studies«, *Soc. Sci. Med. 1982*, Bd. 60, Nr. 5, S. 1117–1131, 2005.

21. M. Matos, S. F. Bernardes und L. Goubert, »The relationship between perceived promotion of autonomy/dependence and pain-related disability in older adults with chronic pain: the mediating role of self-reported physical functioning«, *J. Behav. Med.*, Bd. 39, Nr. 4, S. 704–715, 2016.
22. H. Zhou, Y. Xi, S. Gao, y Y. Zhou, »Association between dietary intake of flavonoids and chronic low back pain: a cross-sectional study«, Front. Nutr., Bd. 11, DOI: 10.3389/fnut.2024.1436461.
23. A. Navas-Otero u. a., »The Effectiveness of Combined Exercise and Self-Determination Theory Programs on Chronic Low Back Pain: A Systematic Review and Meta-Analysis«, *Healthcare*, Bd. 12, Nr. 3, Art. Nr. 3, 2024.
24. W. Magerl und R.-D. Treede, »Physiologie von Nozizeption und Schmerz«, in *Schmerzpsychotherapie*, Berlin, Heidelberg: Springer, 2017.
25. L. C. McKernan u. a., »Posttraumatic Stress Symptoms Mediate the Effects of Trauma Exposure on Clinical Indicators of Central Sensitization in Patients With Chronic Pain«, *Clin. J. Pain*, Bd. 35, Nr. 5, S. 385, 2019.

Was bewirken Gefühle im Körper?

1. N. Gullett u. a., »Heart rate variability (HRV) as a way to understand associations between the autonomic nervous system (ANS) and affective states: A critical review of the literature«, *Int. J. Psychophysiol.* Off. J. Int. Organ. Psychophysiol., Bd. 192, S. 35–42, 2023.
2. G. Pfurtscheller u. a., »Scan-associated anxiety (scanxiety): the enigma of emotional breathing oscillations at 0.32 Hz (19 bpm)«, *Front. Neurosci.*, Bd. 18, S. 1384993, 2024.
3. C. Scheer u. a., »Happy Enough to Relax? How Positive and Negative Emotions Activate Different Muscular Regions in the Back-an Explorative Study«, *Front. Psychol.*, Bd. 12, S. 511746, 2021.
4. J. W. Burns, »Arousal of negative emotions and symptom-specific reactivity in chronic low back pain patients«, *Emotion*, Bd. 6, Nr. 2, S. 309–319, 2006.
5. Y. Shichkina u. a., »Assessment of a Person's Emotional State Based on His or Her Posture Parameters«, *Sensors*, Bd. 23, Nr. 12, Art. Nr. 12, 2023.
6. J. Do und I. Yoo, »Measuring posture change to detect emotional conditions for workers: A scoping review«, *WORK*, Bd. 73, Nr. 3, S. 831–841, 2022.
7. D. S. Albrecht u. a., »The neuroinflammatory component of negative affect in patients with chronic pain«, *Mol. Psychiatry*, Bd. 26, Nr. 3, S. 864–874, 2021.
8. V. von Baehr, »Die Bedeutung der Entzündung beim chronischen Schmerz«, *Schmerzmedizin*, Bd. 34, Nr. 6, S. 42–45, 2018.
9. X.-X. Fang u. a., »Inflammation in pathogenesis of chronic pain: Foe and friend«, *Mol. Pain*, Bd. 19, S. 17448069231178176, 2023.
10. J. Hübner, C. Keinki und J. Büntzel, »Komplementäre und alternative Medizin – eine Option bei chronischen Schmerzpatienten?«, *Schmerz*, Bd. 37, Nr. 3, S. 215–227, 2023.

11. D.P. Moriarity u.a., »A systematic review of associations between emotion regulation characteristics and inflammation«, *Neurosci. Biobehav. Rev.*, Bd. 150, S. 105162, 2023.
12. M. Mikolajczak u.a., »A nationally representative study of emotional competence and health«, *Emotion*, Bd. 15, Nr. 5, S. 653–667, Okt. 2015.
13. R. Schleip und K. Bartsch, »Faszien als sensorisches und emotionales Organ: Emotionen, Faszien und Immunsystem«, *Osteopat. Med.*, Bd. 24, Nr. 2, S. 28–32, 2023.
14. A. Pilozzi, C. Carro und X. Huang, »Roles of β-Endorphin in Stress, Behavior, Neuroinflammation, and Brain Energy Metabolism«, *Int. J. Mol. Sci.*, Bd. 22, Nr. 1, S. 338, 2021.
15. H. Boecker u.a., »The Runner's High: Opioidergic Mechanisms in the Human Brain«, *Cereb. Cortex*, Bd. 18, Nr. 11, S. 2523–2531, 2008.
16. W. Häuser u.a., »Empfehlungen der zweiten Aktualisierung der Leitlinie LONTS: Langzeitanwendung von Opioiden bei chronischen nicht-tumorbedingten Schmerzen«, *Schmerz*, Bd. 34, 2020.
17. H.Y. Choi und C.-H. Lee, »Can Beta-Endorphin Be Used as a Biomarker for Chronic Low Back Pain? A Meta-analysis of Randomized Controlled Trials«, *Pain Med.*, Bd. 20, Nr. 1, S. 28–36, 2019.
18. V. Neugebauer u.a., »Amygdala, neuropeptides, and chronic pain-related affective behaviors«, *NEUROPHARMACOLOGY*, Bd. 170, S. 108052, 2020.
19. S. Bruehl u.a., »Interacting effects of trait anger and acute anger arousal on pain: the role of endogenous opioids«, *Psychosom. Med.*, Bd. 73, Nr. 7, S. 612–619, 2011.
20. D. Mueck-Seler und N. Pivac, »Serotonin«, *Period. Biol.*, Bd. 113, Nr. 1, S. 29–41, 2011.
21. A. Meneses und G. Liy-Salmeron, »Serotonin and emotion, learning and memory«, *Rev. Neurosci.*, Bd. 23, Nr. 5–6, S. 543–553, 2012.
22. Ebenda.
23. D. Mueck-Seler und N. Pivac, »Serotonin«, *Period. Biol.*, Bd. 113, Nr. 1, S. 29–41, 2011.
24. J.M. Feldman und E.M. Lee, »Serotonin content of foods: effect on urinary excretion of 5-hydroxyindoleacetic acid«, *Am. J. Clin. Nutr.*, Bd. 42, Nr. 4, S. 639–643, 1985.
25. H.D. Jabeen, »Serotonin-1A receptor dependent modulation of pain and reward for improving therapy of chronic pain«, *Pharmacol. Res.*, Bd. 134, S. 212–219, 2018.
26. N. Holland, T.W. Robbins und J.B. Rowe, »The role of noradrenaline in cognition and cognitive disorders«, *Brain J. Neurol.*, Bd. 144, Nr. 8, S. 2243–2256, 2021.
27. A.Y. Sokolov u.a., »The role of noradrenalin in the pathogenesis of primary headaches«, *Neurochem. J.*, Bd. 7, Nr. 4, S. 256–265, 2013.
28. W. Magerl und R.-D. Treede, »Physiologie von Nozizeption und Schmerz«, in *Schmerzpsychotherapie*, Berlin, Heidelberg: Springer, 2017.

29. K. Konietzny u.a., »Emotionsregulation und Schmerzen. Behaviorale und neuronale Korrelate – ein transdiagnostischer Ansatz«, *Schmerz*, Bd. 30, Nr. 5, S. 412–420, 2016.
30. D. Asede, D. Doddapaneni und M.M. Bolton, »Amygdala Intercalated Cells: Gate Keepers and Conveyors of Internal State to the Circuits of Emotion«, J. Neurosci. Off. J. Soc. Neurosci., Bd. 42, Nr. 49, S. 9098–9109, 2022.
31. R.C. Lapate u.a., »Amygdalar Function Reflects Common Individual Differences in Emotion and Pain Regulation Success«, J. Cogn. Neurosci., Bd. 24, Nr. 1, S. 148–158, 2012.
32. M. Jahn und H. Steinberg, »Die Schmerzasymbolie – um 1930 von Paul F. Schilder entdeckt und heute fast vergessen?«, *Schmerz Berl. Ger.*, Bd. 34, Nr. 2, S. 172–180, 2020.
33. B. McBenedict u.a., »The Role of the Insula in Chronic Pain and Associated Structural Changes: An Integrative Review«, *Cureus*, Bd. 16, Nr. 4, S. e58511, 2024.
34. M. Lotze, »Emotional processing impairments in patients with insula lesions following stroke«, *NeuroImage*, Bd. 291, S. 120591, 2024.
35. K. Wiech und I. Tracey, »The influence of negative emotions on pain: Behavioral effects and neural mechanisms«, *NeuroImage*, Bd. 47, Nr. 3, S. 987–994, 2009.
36. N.I. Eisenberger, M.D. Lieberman und K.D. Williams, »Does rejection hurt? An fMRI study of social exclusion«, *Science*, Bd. 302, Nr. 5643, S. 290–292, 2003.
37. »IASP Announces Revised Definition of Pain«, International Association for the Study of Pain (IASP). Zuletzt zugegriffen: 28.03.2025. [Online]. Verfügbar unter: https://www.iasp-pain.org/publications/iasp-news/iasp-announces-revised-definition-of-pain/
38. N. Norman-Nott u.a., »Emotion regulation skills-focused interventions for chronic pain: A systematic review and meta-analysis«, *Eur. J. Pain,* Bd. 28, Nr. 8, S. 1276-1293, 2024.

Kraftvolle Gefühlsflocken: Wir sind alle verschieden

1. S. Nizielski und H. Rindermann, »Self- and external-rated emotional competence. More than personality?«, *J. Individ. Differ.*, Bd. 37, Nr. 2, S. 88–95, 2016.
2. M. Berking, *Training emotionaler Kompetenzen*. Berlin: Springer, 2017.

Woher weiß ich, was ich fühle?

1. P. Ekman, »An Argument for Basic Emotions«, *Cogn. Emot.*, Bd. 6, Nr. 3–4, S. 169–200, Juli 1992.
2. L. Zhang und O. Arandjelovic, »Review of Automatic Microexpression Recognition in the Past Decade«, *Mach. Learn. Knowl. Extr.*, Bd. 3, Nr. 2, S. 414–434, 2021.

3. K.L. Trkulja, »Integrating Cultural Expression with Universal Emotions: How Cultural Differences in Expression Do Not Refute the Universal Hypothesis«, *Univ. Tor. J. Undergrad. Life Sci.*, Bd. 15, Nr. 1, 2021.
4. P. Ekman, »An Argument for Basic Emotions«, *Cogn. Emot.*, Bd. 6, Nr. 3–4, S. 169–200, Juli 1992.
5. Orientiert an S. Cremer und C. Schumacher, *Gefühlsfinder für Therapie und Coaching*. FuturePaceMedia, 2016. [Online]. Verfügbar unter: www.futurepacemedia.de
6. L. Nummenmaa u.a., »Bodily maps of emotions«, *Proc. Natl. Acad. Sci.*, Bd. 111, Nr. 2, S. 646–651, 2014.
7. B.P. Lange, F. Schwab und H.A. Euler, »Emotionskonzepte der Evolutionspsychologie«, in H. Kappelhoff u.a. (Hrsg.), *Emotionen: Ein interdisziplinäres Handbuch*, Stuttgart: J.B. Metzler, 2019, S. 73–80.
8. A. Flykt, »Preparedness for action: Responding to the snake in the grass«, *Am. J. Psychol.*, Bd. 119, Nr. 1, S. 29–43, 2006.
9. S. Mineka und A. Öhman, »Phobias and preparedness: The selective, automatic, and encapsulated nature of fear«, *Biol. Psychia.*, Bd. 52, Nr. 10, S. 927–937, Nov. 2002.
10. S. Höhl u.a., »Itsy Bitsy Spider …: Infants React with Increased Arousal to Spiders and Snakes«, *Front. Psychol.*, Bd. 8, Okt. 2017.

Das Chaos ordnen: Zurück zu meiner Mitte

1. Orientiert an: J.A. Stoddard und N. Afari, *Metaphern und Übungen für die ACT-Arbeit*. Lichtenau: Probst, 2016.
2. J.W. Burns u.a., »Suppression of anger and subsequent pain intensity and behavior among chronic low back pain patients: The role of symptom-specific physiological reactivity«, *J. Behav. Med.*, Bd. 35, Nr. 1, S. 103–114, 2012.
3. Orientiert und modifiziert nach: F.H. Kanfer, H. Reinecker und D. Schmelzer, *Selbstmanagement-Therapie*, 3. Berlin, Heidelberg: Springer, 2000.
4. J.E. Graham u.a., »Effects of written anger expression in chronic pain patients: making meaning from pain«, *J. Behav. Med.*, Bd. 31, Nr. 3, S. 201–212, 2008.
5. S.A. Norman u.a., »For whom does it work? Moderators of the effects of written emotional disclosure in a randomized trial among women with chronic pelvic pain«, *Psychosom. Med.*, Bd. 66, Nr. 2, S. 174–183, 2004.
6. B. Hickman u.a., »Dance for Chronic Pain Conditions: A Systematic Review«, *Pain Med.*, Bd. 23, Nr. 12, S. 2022–2041, 2022.
7. M.S. Cepeda u.a., »Music for pain relief – Cepeda, MS – 2006 | Cochrane Library«. Zugegriffen: 29. Juli 2024. [Online]. Verfügbar unter: https://www.cochranelibrary.com/cdsr/doi/10.1002/14651858.CD004843.pub2/full
8. M. Shim, S. Goodill und J. Bradt, »Mechanisms of Dance/Movement Therapy for Building Resilience in People Experiencing Chronic Pain«, *Am. J. DANCE Ther.*, Bd. 41, Nr. 1, S. 87–112, 2019.

9. J.Y. Irons u.a., »A systematic review on the effects of group singing on persistent pain in people with long-term health conditions«, *Eur. J. Pain*, Bd. 24, Nr. 1, S. 71–90, 2020.
10. J.Y. Irons u.a., »Group Singing Has Multiple Benefits in the Context of Chronic Pain: An Exploratory Pilot Study«, *Pain Manag. Nurs.*, Bd. 21, Nr. 3, S. 259–264, 2020.
11. J. Czamanski-Cohen und K.L. Weihs, »The bodymind model: A platform for studying the mechanisms of change induced by art therapy«, *Arts Psychother.*, Bd. 51, S. 63–71, 2016.
12. J. Raudenska u.a., »Arts Therapy and Its Implications in Chronic Pain Management: A Narrative Review«, *Pain Ther.*, Bd. 12, Nr. 6, S. 1309–1337, 2023.
13. J.L. King u.a., »Practical Applications of Neuroscience-Informed Art Therapy«, *Art Ther.*, Bd. 36, Nr. 3, S. 149–156, 2019.
14. Orientiert an E. Gendlin, *Focusing. Selbsthilfe bei der Lösung persönlicher Probleme.* Hamburg, Berlin: Rowohlt, 2012.
15. R. Shao, I.S. C. Man und T.M. C. Lee, »The Effect of Slow-Paced Breathing on Cardiovascular and Emotion Functions: A Meta-Analysis and Systematic Review«, *Mindfulness*, Bd. 15, Nr. 1, S. 1–18, Jan. 2024.
16. Y. He u.a., »Interoceptive awareness mediated the effects of a 15-minute diaphragmatic breathing on empathy for pain: A randomized controlled trial«, *Psychophysiology*, Bd. 61, Nr. 8, S. e14573, 2024.
17. J. Koenig u.a., »Pneumogastric (Vagus) Nerve Activity Indexed by Heart Rate Variability in Chronic Pain Patients Compared to Healthy Controls: A Systematic Review and Meta-Analysis«, *Pain Physician*, Bd. 19, Nr. 1, S. E55–E78, 2016.
18. A. Dubey und P.A. Muley, »Meditation: A Promising Approach for Alleviating Chronic Pain«, *Cureus J. Med. Sci.*, Bd. 15, Nr. 11, S. e49244, 2023.
19. A.K. Tripathi und S.K. Mishra, »A review article on neuroprotective, immunomodulatory, and anti-inflammatory role of vitamin-D3 in elderly COVID-19 patients«, *Egypt. J. Neurol. Psychiatry Neurosurg.*, Bd. 59, Nr. 1, S. 18, Feb. 2023.
20. V. Kanaujia u.a., »Correlation between Vitamin D deficiency and nonspecific chronic low back pain: A retrospective observational study«, *J. Fam. Med. Prim. CARE*, Bd. 10, Nr. 2, S. 893–897, 2021.
21. Z. Ghorbani u.a., »Vitamin D3 might improve headache characteristics and protect against inflammation in migraine: a randomized clinical trial«, *Neurol. Sci.*, Bd. 41, Nr. 5, S. 1183–1192, 2020.
22. M. Reinstein, A. Weisman und Y. Masharawi, »Barefoot walking is beneficial for individuals with persistent plantar heel pain: A single-blind randomized controlled trial«, *Ann. Phys. Rehabil. Med.*, Bd. 67, Nr. 2, S. 101786, 2024.
23. T. Kim u.a., »Barefoot walking improves cognitive ability in adolescents«, *KOREAN J. Physiol. Pharmacol.*, Bd. 28, Nr. 4, S. 295–302, 2024.

Wie sage ich es am besten?

1. K. Grawe, *Neuropsychotherapie*. Göttingen: Hogrefe, 2004.
2. S. Cremer und C. Schumacher, *Bedürfnisfinder für Therapie und Coaching*. FuturePaceMedia, 2023. Zugegriffen: 6. August 2024. [Online]. Verfügbar unter: www.futurepacemedia.de
3. D. Stevenson, »Origin of the Moon – the Collision Hypothesis«, *Annu. Rev. Earth Planet. Sci.*, Bd. 15, S. 271–315, 1987.
4. Das Experiment orientiert sich an einer unveröffentlichten Impactübung nach PD Dr. Ulrike Kaiser, Psychologische Psychotherapeutin.
5. Orientiert an der Übung »Aufeinander zugehen« von G. Henn-Mertens und G. Zimmek, *Körperorientierte Techniken in der Schematherapie*. Weinheim: Beltz, 2021.
6. C. Wang, C. C. Y. Wong und Q. Lu, »The Pain of Ambivalence over Emotional Expression«, *Int. J. Behav. Med.*, Bd. 25, Nr. 2, S. 216–222, 2018.

Sich vor der Gefühlsflut anderer schützen

1. L. Bonini u. a., »Mirror neurons 30 years later: implications and applications«, *Trends Cogn. Sci.*, Bd. 26, Nr. 9, S. 767–781, 2022.
2. M. Botvinick u. a., »Viewing facial expressions of pain engages cortical areas involved in the direct experience of pain«, *Neuroimage*, Bd. 25, Nr. 1, S. 312–319, 2005.
3. Angelehnt an: M. Bohne, *Psychotherapie und Coaching mit PEP*. Heidelberg: Carl Auer, 2022.
4. D. Wittfoth u. a., »Emotion regulation through bifocal processing of fear inducing and disgust inducing stimuli«, *BMC Neurosci.*, Bd. 21, Nr. 1, S. 47, 2020.
5. D. Wittfoth u. a., »Bifocal emotion regulation through acupoint tapping in fear of flying«, *NeuroImage Clin.*, Bd. 34, S. 102996, 2022.
6. D. Church u. a., »Is Tapping on Acupuncture Points an Active Ingredient in Emotional Freedom Techniques? A Systematic Review and Meta-Analysis of Comparative Studies«, *J. Nerv. Ment. Dis.*, Bd. 206, Nr. 10, S. 783, 2018.
7. A. Pfeiffer, »Was ist dran am Klopfen? Eine Übersichtsarbeit.«, *Psychotherapeutenjournal*, Nr. 3, S. 235–243, 2018.
8. S. Peta u. a., »Neural changes after Emotional Freedom Techniques treatment for chronic pain sufferers«, *Complement. Ther. Clin. Pract.*, Bd. 49, S. 101653, 2022.
9. D. S. You u. a., »Spontaneous self-affirmation: an adaptive coping strategy for people with chronic pain«, *Scand. J. Pain*, Bd. 23, Nr. 3, S. 531–538, 2023.
10. C. M. Cocquyt und D. J. Palombo, »Emotion in the mind's eye: Imagination for adaptive cognition«, *Ann. N. Y. Acad. Sci.*, Bd. 1526, Nr. 1, S. 59–72, 2023.
11. Inspiriert von der Übung: »Einen Schutzmantel anziehen«, in C. Dehner-Rau und L. Reddemann, *Gefühle besser verstehen*, 4. Auflage. München: Goldmann, 2019.

Literaturempfehlungen und Hinweise zum Onlinematerial

Interdisziplinärer Therapieansatz bei chronischen Schmerzen

U. Kaiser, A. Gärner, A. Preißler, G. Hoffmann und H. Norda, *Schmerzen lindern – Praktische Selbsthilfe für ein aktives Leben*. Stuttgart: Trias, 2025.

»Schmerzmedizinische Einrichtungen«. Zuletzt zugegriffen: 28.03.2025. [Online]. Verfügbar unter: https://www.schmerzgesellschaft.de/einrichtungen

Regulation unseres Nervensystems

J. Maguire, *Das Vagusnervresetprogramm*. München: Arkana, 2024.

Gefühle

U. Baer und G. Frick-Baer, *Das ABC der Gefühle*. Weinheim: Beltz, 2021.

L. Windscheid, *Besser fühlen*. Hamburg: Rowohlt Polaris, 2021.

C. Dehner-Rau und L. Reddemann, *Gefühle besser verstehen*. München: Goldmann, 2019.

Hinweise zum Onlinematerial

Auf der Produktseite zum Buch auf www.beltz.de findest du unter dem Stichwort »Onlinematerial« ebenfalls alle Audiodateien, die im Buch mit einem QR-Code bei den einzelnen Übungen platziert sind, zum Streamen.
Alle Audiodateien stehen dir so lange zum Streamen zur Verfügung, wie das Buch lieferbar ist.